JN024005

人はなぜがんになるのか

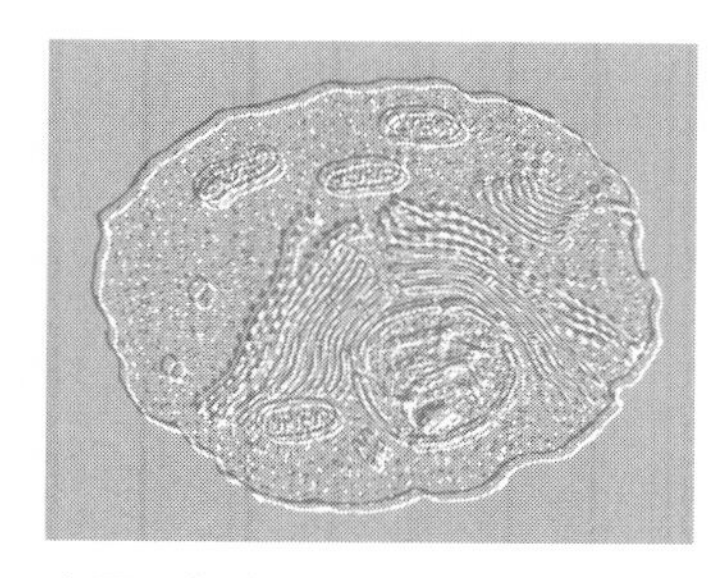

人間の祖先は
がん細胞だった。
がんの遺伝子を
引き継ぐ人間は
永遠にがんの脅威から
逃れられない。
人と人間社会が
がんと共生する
道はあるのか。

大谷 肇
Otani Hajime

風詠社

はじめに

人間の生命を脅かす最も恐ろしい病気はがんです。これほど医学が進歩した今日でもがんの原因は究明されていません。がんは早期発見が困難な上に、全身転移を伴う進行がんになれば根治させることは極めて困難です。こんなにがんを克服することが困難な理由は、がん細胞が特別な細胞ではないからです。人類の祖先は無秩序に増殖するがん細胞と同じでした。人間の体のすべての細胞はその遺伝子を引き継いでいます。

なぜがん細胞には悪性というレッテルが貼られているのでしょうか。がん細胞に悪意はありません。個体を殺そうとする意志など微塵もないのです。がん細胞はただ生物の本能に従って真摯に生きているだけです。

生物の本能とは、この世で生き続けたい、自分を増やしたいという欲望です。ウイルスや細菌から、高等多細胞生物である人間に至るまで、遺伝子を拡散して増殖することへの欲望は変わりません。「人間は業の深い生き物である」と言われる理由は、祖先ががん細胞だったからです。

なぜ生物にがんが発生するようになったのでしょうか。私たちの祖先は単細胞生物でした。単細胞生物は自分勝手に増殖することができます。しかし、単細胞生物はただ水の流れに身を任せて漂うだけで、長く生存し、安定的に子孫を残すには不利でした。そこで生物はより多くの遺伝子を効率よく拡散できるように進化の過程で多細胞化を選びました。

生物は多細胞化し、個体を形成することで、あらゆる環境変化に順応し、外敵から身を守る術を獲得していきました。しかし、多細胞化した生物では個々の細胞が勝手に増殖することは許されません。個体の中で無秩序に増殖を始めた細胞ががん細胞です。より良く生きるための多細胞化ががんという病気をもたらしたのです。

小宇宙とも呼ばれるグローバル社会を形成する多細胞生物では、細胞同士が協力しなければ生命を維持できません。多細胞生物における進化は、細胞の増殖本能を制御し、がん化させないための闘いの歴史でした。多細胞生物は20億年以上の歳月を費やしてがん化しにくい細胞のしくみを作り上げたのです。

多細胞生物の細胞内は進化した人間社会のようにとても民主的な構造になっています。多細胞化した細胞はお互いが接触した時に増殖をやめる不戦の遺伝子を持っています。さらに、細胞が無秩序に増殖しないように監視する情報伝達系、すなわちメディアを整備しています。がん化の情報は細胞内に暮らす国民であるミトコンドリアに伝えられ、がん化を企てる細胞は自死に追い込まれます。たとえがん細胞の発生を許しても、免疫システムががん細胞を攻撃してがんが発育しないように個体を守っています。

高度に民主化された私たちの細胞も何かのきっかけで増殖に歯止めのかからないがん細胞に

変化します。がんの発生を許しやすい状況とは、細胞が自らの生存にとって不利な環境に置かれた時です。死の危機に瀕した細胞は本能的に子孫を残そうとして、がん遺伝子を活性化し、増殖を制御する遺伝子を無力化します。がん細胞はがん遺伝子やがん抑制遺伝子を次々と突然変異させて細胞を無秩序な増殖に導くのです。

喫煙はニコチン、タール、一酸化炭素といった有害物質が口腔内から肺や大腸に至るまで粘膜の細胞にダメージを与えます。ウイルス性肝炎では、ウイルスによって死んでいく細胞を補うために、残った細胞は増殖スイッチを常にオンにしなければなりません。そのような細胞の中から増殖に歯止めのかからないがん細胞が出現します。

ひとたびがん化した細胞は巧みに免疫監視の網をすり抜けて無秩序な発育を開始します。他の細胞と接触しても増殖をやめず、正常な組織を破壊して浸潤していくのです。これが生物におけるがん化です。

私たちは日頃、人間社会が生物である人間の集団からなり、人間は細胞の集まりであるという事実を認識せずに生活しています。がん細胞を祖先とする人間やその集団である国家も必然的にがん化します。細胞の発する欲望が脳を介して個体を動かし、理性や知性がそれを制御できなくなることがあるからです。人は誰でも自分にとって都合の悪いこと、自分の主義主張に合わないことに出くわすと怒りの感情が湧いてきます。これは心の中で自己中心的ながん遺伝子が頭をもたげるからです。多くの人がある特定の民族や国に対してがん遺伝子が支配する感情が抑えられなくなると、差別や排斥運動が起き、さらに感情がエスカレートすれば、残虐行為や戦争にまで発展します。人が罪を犯し、国家が他国に浸潤する「侵略」に走るのも、がん遺伝子によって支配された細胞の利己的、排他的な本能に導かれた結果です。

国民には法律が、国家に対しては権力を縛る憲法が社会のがん化を制御しています。警察や軍隊は社会の免疫システムとして機能し、犯罪や戦争の抑止力になっています。しかし、それだけでは犯罪、テロや戦争はなくなりません。有害な刺激が細胞のがん化の引き金になるように、犯罪や戦争も人間や国家の尊厳を傷つけるような言動や行為、生存を危うくするような経済的、軍事的圧力がきっかけになって引き起こされます。こういった社会的ストレスをなくす改革を行わない限り、犯罪、テロや戦争といった人間社会のがん化を減らすことはできないのです。

私は、平和の大切さを考える時、生命進化の歴史に想いを巡らせます。私は、人間社会は生命進化の歴史と同じ道を辿ると考えています。がん細胞であった私たちの祖先が争いをやめ、協調して多細胞化し、個体というグローバルな小宇宙を築き上げてきた進化の歴史にこそ、人類が平和な世界を築くために学ぶべき知恵が隠されています。先祖が脈々と築き上げてきたがん化制御のしくみとはどのようなものだったのでしょうか。生命ががんと闘ってきた進化の歴史に学ぶ時、人類には悲惨な争いのない世界が訪れるのではないかと思います。

人はなぜがんになるのか◉目次

第３章　人にはなぜ寿命があるのか

第4章　人はなぜがんになるのか……108

第5章　がんの予防と治療……128

第1章　宇宙と生命

1．宇宙の一生

無から誕生した宇宙

「人はなぜがんになるのか」を考える時、なぜ私たち人間がこの世に存在するのかを紐解く必要があります。それには、現在から宇宙誕生まで遡らなくてはなりません。私たちが今を生きているのは、宇宙が誕生したからです。私たちを育んでいるのは宇宙です。その宇宙はどのように誕生したのでしょうか。

私たちの宇宙は無の世界から誕生しました。誕生した瞬間の宇宙は、物質も光も存在しないけれどもエネルギーだけを持つ、小さな真空の世界でした。小さな宇宙は次の瞬間、ものすごい速さで急膨張しました。目の前の空間の1点が、光以上の速さで遠ざかっていくほどのすさまじさです。この急膨張は「インフレーション」と呼ばれています。インフレーションは宇宙誕生後10^{-36}秒に始まり10^{-35}秒に突然終了しました。宇宙膨張の速度は急ブレーキをかけられ、ゆるやかになりました。宇宙空間が膨張を止めたのです。この時、水が氷る時に熱を放出するように、宇宙は一気に潜熱を吐き出しました。物質と光が誕生し、宇宙は灼熱の火の玉と化しました。これがいわゆる「ビッグバン」です。

この時の宇宙は「素粒子のスープ」と呼ばれる状態でした。素粒子は物質の最小単位で、原子核を形作る陽子や中性子も素粒子から構成されています。やがて宇宙は冷え始め、1兆度以下に温度が下がると素粒子が結合して核子が生まれ、10億度になると一部の核子が結合してヘリウムの原子核が形成されました。宇宙が誕生してからわずか1分間の出来事です。

安定な原子では、陰性に荷電した電子は陽性に荷電した原子核に捕えられています。宇宙創成後の約37万年間は、電子が猛烈な勢いで飛び回る状態で、原子核の電気的な引力（電磁気力）では電子を捕まえることができませんでした。そのため、光はいたるところで電子と衝突し、まっすぐに進むことはできませんでした。やがて宇宙の温度が下がり、それまで自由に宇宙空間を飛び回っていた電子が電磁気力によって陽子に捕獲され、水素原子が作られました。熱の減少により電子が陽子の周りの軌道にとどまるようになったのです。そこで初めて、光は直進できるようになり、光が光として認識できる状態になりました。濃い霧がかかったように何も見えなかった状態から霧が晴れてくっきり景色が見える状態へと宇宙が変化したことは「宇宙の晴れ上がり」と呼ばれています。

宇宙の年齢は１３８億年

宇宙の年齢を知る手がかりは「宇宙背景放射」の発見でした。「宇宙背景放射」とは、宇宙誕生と同時に生じた光が宇宙の膨張で波長が引き延ばされ、マイクロ波となって宇宙を進んでいることから名付けられました。１３８億年前のマイクロ波が現在の地球上で宇宙背景放射として観察され、宇宙がこの頃に誕生したことが明らかになったのです。

宇宙背景放射の発見はビッグバンの決定的証拠とされました。宇宙背景放射は地球上のどの方向からも一様に降り注いでいることから、宇宙がある1点から膨張してきたことが明らかになったのです。

星の死骸「ブラックホール」

宇宙誕生後まもなく、水素分子から星の原料となる水素ガスが生じました。やがて水素ガスは引力で集まり、塊となって、光や熱を発する星が誕生していきました。誕生したばかりの星は水素ガスを核融合させて熱や光を出します。やがて水素ガスが底をつくと、今度は水素ガスの核融合でできるヘリウムガスを使い始めます。ヘリウムガスを使い果たした時、小さな星は生涯を終えます。太陽の何十倍もある質量の大きな星は、ヘリウムガスを核融合してさらに重い元素を作りますが、最期に炭素と酸素からなる中心核で核融合反応が暴走して超新星爆発を起こします。

超新星爆発の時に、鉄や銅などの金属が作られ、炭素、酸素、窒素と一緒になって宇宙空間に放出されました。そういった生命の原料はチリや隕石となって宇宙空間を漂いました。そして、50億年前に太陽が生まれた時、チリや隕石は太陽の重力で引き寄せられ、衝突を繰り返して大きくなり、地球という惑星を作りました。地球に含まれる星由来の無機物や有機物は化学反応を繰り返し、生命を誕生させました。私たちは、宇宙の創成期に誕生し、超新星爆発で生涯を終えた星の形見として残された金属や有機化合物からなる星くずの子なのです。

太陽には寿命があります。太陽の寿命はあと数十億年です。このように寿命を迎える恒星がある一方、新しく誕生する恒星もあります。恒星は主に水素ガスから作られますが、宇宙の物質は無限ではありません。つまり、恒星の材料はいつか必ず尽き果て、新たな恒星が誕生しなくなる時が来ると考えられています。こうして将来の銀河では、すでに輝いている星は寿命を迎え、新たな恒星も誕生しなくなるのです。まるで、夜更けに街の明かりが消えていくように、銀河はだんだんと暗くなっていきます。

このような宇宙の中で不気味に成長を続けていくものがあるといいます。それは、ブラックホールです。ブラックホールは基本的には重い恒星が寿命を迎えた後にできる天体です。太陽のような比較的軽い恒星は、燃え尽きた後、残りカスが雲のように宇宙空間を漂うだけですが、太陽の20倍を超える非常に重い恒星は超新星爆発を起こして生涯を終えます。超新星爆発を起こした後に残された中心核は自らの重力に耐えられず、さらにどんどんつぶれていきます。こうして極限までつぶれた重い天体がブラックホールです。

ブラックホールからは光さえも出てくることができないので、これまでブラックホールの観察は困難を極めました。しかし、２０１９年4月10日、地球上の８つの電波望遠鏡を結合させた国際協力プロジェクトであるイベント・ホライズン・テレスコープ研究チームは、巨大ブラックホールとその影の存在を初めて画像で直接証明することに成功しました。

未来の銀河では重い恒星が死に絶え、たくさんのブラックホールが誕生していきます。ブラックホールはその強烈な重力により、周囲に残された恒星の残骸を飲み込みながら、どんどん太っていくと予測されています。遠い将来、宇宙にはブラックホールだらけの真っ暗闇の世界が訪れます。ブラックホールがその強烈な引力で物質を飲み尽くして周囲に何もなくなった後は、蒸発によってゆっくりと小さくなっていくと考えられています。蒸発にかかる時間は質量の大きいブラックホールほど長くなると言われています。宇宙に存在するすべてのブラックホールが蒸発するには10^{100}年以上の時間が必要だと計算されています。気の遠くなるようなはるか未来の話です。さらにその先の宇宙がどうなるか、はっきりとわかっていません。

宇宙の最期

宇宙空間は今も光速以上の速さで加速度的に膨張を続けています。このまま宇宙が膨張を続ければ、宇宙空間に漂う原子ですら引き裂かれるビッグリップ（リップとは英語で引き裂くという意味）と表現される状態になり、素粒子だけが残ります。あるいは、逆に、ある時点で宇宙は収束に転じ、どんどん小さくなって消滅する可能性も指摘されています。宇宙が点になってしまうのです。この現象はビッグバンとは逆のビッグクランチと呼ばれています。点には質量も空間もありません。「私たちの宇宙は無から生じ、再び無に帰る」ということなのでしょうか。

2．なぜ宇宙に人間が誕生したのか

奇跡的に生まれたこの宇宙

宇宙は、まるで煮えたぎる鍋の中からボコボコと音を立てて浮き上がる泡粒のように、無限に誕生しては消えていくと言われています。最近の宇宙物理学の仮説によれば、生命が存在しうる3次元の宇宙ができる確率は$1/10^{50}$以下だそうです。物理学では計算上否定できること以外は起こりうるという立場で考えを進めます。$1/10^{50}$以下という確率はこの宇宙が作り出される可能性はゼロではないことを意味しているに過ぎません。私たちが暮らす宇宙は奇跡的に誕生したということです。

私たちが住むこの宇宙と並行して存在すると推測されるほとんどの宇宙は、10次元や11次元といった想像もつかない世界です。偶然の要素がいくつも重なって初めて、空間を持った３次元宇宙や、それに時間が加わった４次元宇宙ができると考えられています。４次元宇宙の特徴は物質が存在し、時間が不可逆的に流れることです。４次元宇宙以外の宇宙では、物質が存在しないのにエネルギーが存在したり、時間が反対方向に流れたりします。そのような宇宙には当然のことですが生命は存在しません。宇宙に物質が存在し、時間が未来に向かってのみ流れるということは、人間などの生物だけでなく、宇宙にも寿命があり、悠久の時を経てすべての物質が無に帰すということを意味しています。

この宇宙で必然的に生まれた生命

私たちが存在するこの宇宙で生命が誕生したのは偶然ではありません。万物が無から生じ、無に帰す宿命にある宇宙では、物質が、たとえわずかな時間でも存在すること自体に意義があります。宇宙はまず、物質の元になる素粒子や原子を生み出しました。次に姿、形を変えずに存在し続ける物質として生命を誕生させました。なすすべなく崩壊し消えていく非生物と違って、生物は自律的に姿、形を保ち、増えていくことができます。生物はさまざまな環境変化を乗り越えて末永く存在していくことができます。姿、形の変わらない物質を残したいという宇宙の願望が生命を作り、その願いは地球上で最も安定した生物である人間にまで引き継がれているのです。

この宇宙は今、青春時代を迎えています。宇宙空間に漂う水素ガスを糧としてあまたの恒星が生まれつつあります。恒星はわが子のように惑星を従え、条件さえ整えば必然的に生命を誕生させます。夜空に散りばめられた星の輝きは、まるで限られた生を謳歌して光を放つ蛍のようです。

生命誕生に適した宇宙の広がり

なぜこの宇宙に人間のような進化した生物が誕生できたのでしょうか。それは宇宙の広がりと関係しています。この宇宙は進化した生命を誕生させるためにはちょうどよい膨張速度を保っているのです。

宇宙の寿命を決めるのは物質密度です。無限に生まれる宇宙のほとんどは、1秒に満たない一瞬で消えてしまうと言われています。宇宙がある程度の長い寿命を持つためには、宇宙空間が一定の大きさを保つ必要があるのです。宇宙がつぶれもせず、広がりもせず、同じ空間の広がりを維持できる物質密度を臨界密度と呼んでいます。

宇宙には物質同士を引き寄せる「引力」と物質を引き離す「斥力」が存在します。もし、宇宙の中に物質の密度が高ければ、重力の影響でいずれは膨張が止まり、宇宙は収縮を始めます。これを閉じた宇宙と呼んでいます。それに対して、物質の量が少なければ、宇宙は斥力の影響が上回り、永遠に膨張を続けていきます。これを開いた宇宙と呼んでいます。また、もし物質の量が膨張の続くぎりぎりであったとしたら、やはりその宇宙は開いた宇宙ですが、特に平坦な宇宙と呼びます。

今から約１００年前、物理学者のアインシュタインは「この宇宙は平坦である」と提唱しました。つまり、宇宙は膨張も収縮もしていないと考えたのです。アインシュタインが採用した仮説は「宇宙は静止している」というものでした。つまり、宇宙全体にわたって、その密度が変わってしまうような物質の大規模な運動は存在しないというのです。天体間の引力として作用する重力と反重力効果としての斥力が厳密に釣り合って、宇宙が膨張も収縮もせずに定常状態になったという説です。

もし宇宙全体の物質が何らかの統一的な運動をしているとすれば、時間とともに宇宙全体の密度が変化してしまうこともあり得ます。それによって、未来か過去のある時点で物質が大量に集まりすぎ、加速度的に収縮を始めれば、宇宙はペシャンコにつぶれてしまいます。すなわちアインシュタインは、宇宙の秩序がどうやって形成されたかはともかく、宇宙の「器の大きさ」そのものは、変わらないという立場をとったのでした。実際、当時の観測によれば、太陽系周辺の恒星は、それぞれ銀河の重力中心を巡って個々の運動（固有運動）を示すのみで、宇宙全体にわたる大規模な運動は全く観測されていませんでした。誰が見ても「宇宙は大局的には静止している」と見えたのでした。

しかし、その後しばらくして宇宙は確実に膨張していることがわかりました。１９２９年、アメリカの天文学者エドウィン・ハッブルは、「膨張宇宙モデル」の予想にぴったりの速度で、遠方の銀河が地球から遠ざかっていきつつあることを発見したのです。

生命進化に適した宇宙の寿命

時空を持った宇宙でさえ、生命が進化することが非常に困難な理由は、宇宙の寿命が生命進化に関係しているからです。地球上で生命は約40億年前に生まれました。それは太陽の誕生から10億年後、地球誕生から6億年後のことです。

生命に不可欠な鉄、銅、亜鉛など原子量の大きな金属は超新星爆発で作られたと考えられています。恒星が寿命を迎え、超新星爆発を起こすには100億年ほどの時間が必要です。つまり、最初の星が誕生してから150億年ほど経たなければ人類のような進化した生命は育たないのです。宇宙の寿命は138億年ですから、私たち人類は宇宙で最も早期に誕生した高等生物なのかもしれません。

太陽系が属する銀河系宇宙だけでも約2000億個の恒星があると言われています。ですから、宇宙にはこの地球以外にも人類と同じようにすでに進化した生命や、進化の過程にある生命が存在する可能性は高いと思います。

生命誕生の原則はすべての宇宙に当てはまると考えられています。もし、宇宙項がマイナスで宇宙誕生後まもなく宇宙が閉じてしまえば、生命は誕生しないか、または誕生しても進化する前に宇宙の寿命が絶えてしまいます。逆に宇宙項が大きくプラスであれば、宇宙は誕生後ものすごいスピードで膨張し続け、水素ガスが星を作るほど凝集せず、したがって恒星も生命も誕生しないでしょう。宇宙における生命の誕生には偶然の要素があまりにも大きく左右しているのです。

生命進化に適した物理的力

宇宙で生命を誕生させるのに不可欠な偶然の要素は他にもあります。それは陽子と中性子を結び付ける核力です。もし核力が実際より強ければ、恒星の活動に必要な水素やヘリウムはわずかな時間しか存在しません。水素やヘリウムは急速に重い原子核に変わります。星は形成されますが、長寿を保証してくれる燃料が存在しないため、その寿命は短いのです。星は数百万年の間に死骸になり、星の周りの惑星に生物が誕生するだけの時間を与えることができません。

今度は逆に核力を減少させてみると、多くの種類の原子は放射能を持つようになり、そのほとんどは核分裂によって消滅し、生物学的進化の時期にはもはや利用できなくなります。また、存続できた原子核の多くも、自らの放射能のために生物の代謝には不適当なものになってしまいます。

重力も物質の形成に大きな影響を及ぼします。宇宙を形成する重力が今より弱ければ、宇宙空間を漂う水素ガスは中心に向かって集まらず、恒星は誕生しません。逆に重力が今よりも強ければ、恒星が押しつぶされて核融合反応が急速に進み、星はすみやかに燃え尽きてしまうでしょう。このように宇宙を支配するさまざまな力はあまりにも人間の誕生に適した条件を備えているのです。

輪廻転生する宇宙

私たち人間が存在する宇宙が、無限に生まれる宇宙の1つに過ぎないという考えが一般的になる前は、宇宙におけるさまざまな力を人間の誕生に合わせて「ファイン・チューニング（微調節）」できる存在は「神」しかいないと考える物理学者もいました。「神の作為」と「無限」は科学がタブーとしてきた表現です。しかし、現時点ではそのどちらも否定できる理論はありません。

もし、この宇宙が無限に生まれる宇宙の1つであれば、人間の存在する宇宙ができる確率は100％です。それどころか、すべての人間は必ず生まれる運命にあったとさえ言えます。あるいは、人間は何度でも生まれ変わり、違う人生を歩んでいくのかもしれません。そうであれば、今の人生では叶わなかった夢も、来世では実現するかもしれないのです。宇宙はまるで「輪廻転生」のように永遠に生死を繰り返し、無限に人生の物語を綴っているのではないでしょうか。

第2章　生命進化の歴史

1．生命の誕生

地球環境と生命

生命はどのように進化して人類にまで至ったのでしょうか。本章ではこの宇宙でかけがえのない生命が存在する希少な星、地球に焦点を当て、生命進化の歴史を紐解きたいと思います。この宇宙で生命が存在する条件は非常に厳しいと言わなければなりません。生命誕生には液体の水が必要です。つまり、気温が０℃から１００℃に保たれている必要があります。この環境を作り出せる惑星は太陽系では地球以外にありません。

では、太陽系外で生命が存在しうる惑星はあるのでしょうか。ヴィラノーバ大学の天文物理学者たちが発表した最新の研究では、へびつかい座の方向にある恒星・バーナード星を周回する惑星の「バーナード星ｂ」に水が存在する場合、この星には原始的な生命が存在する可能性があると指摘しています。バーナード星ｂは太陽から約6光年離れた位置にある比較的近い惑星です。ヴィラノーバ大学の研究者たちが発表した研究論文によると、本来は生命が存在できないような厳しい環境であっても、地表に水が存在する場合、地熱暖房効果により生命が誕生する条件が整う可能性があるとのことです。バーナード星ｂの温度は木星の衛星であるエウロパに近いマイナス１５０℃で、本来であれば生命が存在できる環境ではありません。しかし、「潮汐加熱により表面の氷の層の下に液体の海が存在するエウロパと同様に、バーナード星ｂも水さえあれば地熱により液体の海が形成され、原始の生命体が誕生している可能性がある」と研究者たちは指摘しているわけです。

地球もこれまで少なくとも5回は生命絶滅の危機に曝されたと言われています。地球環境の変化による氷河期です。地球が氷の惑星と化したことがあったのです。この現象はスノーボールアース「全球凍結」と呼ばれています。しかも全球凍結は繰り返し起きたらしいことがわかってきました。

地球の気温に大きな影響を与えているのは、大気中の炭酸ガス濃度です。炭酸ガスが多くなれば温室効果が強くなって地球は温暖化し、逆に少なくなれば、温室効果が弱くなって気温は下がっていきます。ともすればイメージの悪い炭酸ガスの温室効果ですが、地球の歴史から見れば、地球を温暖に保つ重要な役割を果たしてきました。大気中に炭酸ガスが全くなければ、地球の平均気温はマイナス40℃まで冷え、生命にとって危機的な状況が訪れます。

地球の気候に大きな影響を与えた大気中の炭酸ガス濃度の変化は「炭素循環」と呼ばれてい

ます。これは炭酸ガスがさまざまな形で供給・消費されるシステムです。炭酸ガスは水に溶け、植物の光合成によって有機物として固定されます。植物が栄え、動物が滅びれば、炭酸ガスの減少による温室効果減弱で気温が下がり、地表の水はすべて凍ってしまいます。かつて、この全球凍結によって地上や海面近くに生息していた生物はほとんど死滅しました。しかし、一部の生物は海底奥深くに潜んで細々と生き延び、地球上での生命を繋いできました。海底火山の活動により、どんなに寒い氷河期においても海底奥深くまで凍ることはなかったからです。海底火山の噴火で噴出した炭酸ガスは徐々に大気中の二酸化炭素濃度を上昇させ、温室効果が回復して地球の温度は上昇してきました。氷河期を乗り越えた生命は、まるで春の訪れとともに花が咲き乱れるように、その種類と数を増やしていったのです。

運命を分けた太陽からの距離

地球ではどのように生命が誕生していったのでしょうか。約46億年前に太陽系の惑星の一つとして地球が誕生しました。地球上に生命が出現したのは地球誕生から約６億年後と言われています。

地球誕生後最初の数億年間、地球には隕石の衝突が繰り返され、その爆発によって地球は煮えたぎるような灼熱の惑星であったと考えられています。同様の現象は地球の姉妹惑星である金星でも起きていました。地球と金星の運命を分けたのは太陽からの距離でした。地球は太陽から絶妙な距離にあったのです。

太陽から1億5千万キロ離れた地球は、隕石衝突の収束とともに次第に冷えていきました。地球の表面を覆っていた大量の水蒸気は雨となって地表に降り注ぎ、やがて生命を育む海となりました。一方、太陽からの距離が約1億1千万キロと地球よりやや近かった金星は気温が100℃以下に冷えることはなく、今でも水蒸気と二酸化炭素に覆われ、生物が棲むには過酷な惑星のままです。

原始生命の誕生

生命の源となる遺伝子を合成するためには、水の中で原子の混ぜ合わせが起こらなければなりません。できたばかりの海には宇宙から授かった大量の原子がかき混ぜられていました。この「原始スープの海」で生命が誕生したのです。

生命は原子の集合体からできた物質です。物質の中でも生命と非生命の違いは、生命は外界との境界、代謝、自己複製、突然変異による進化などの機能を併せ持つことです。代謝とは外の世界から物質やエネルギーを取り込み、化学反応を通じて生命を維持することで、自己複製は自らの遺伝情報を子孫に伝え、同じものを作る機能です。生命では代謝の役割をタンパク質が、自己複製はＤＮＡが受け持っています。ＤＮＡには生命の設計図が描かれており、その設計図に沿ってタンパク質が作られます。ＤＮＡと同様に自己複製機能を持っているのがＲＮＡ

です。高等生物ではＤＮＡの遺伝情報はＲＮＡに写し取られ、ＲＮＡが直接にタンパク合成を指示します。生命誕生の初期はこのＲＮＡが生命の複製に中心的な役割を果たしたと考えられています。いわゆる「ＲＮＡワールド仮説」です。この仮説によると、最初はＲＮＡが自分自身を増やしていきました。しかしＲＮＡは不安定な分子で傷つきやすく、安定的に遺伝子を複製することができませんでした。そこで、ＲＮＡより安定な分子、ＤＮＡを作り、以後このＤＮＡを鋳型としてＲＮＡからタンパク質が合成されるようになったのです。

ＲＮＡはどのようにして合成されたのでしょうか。原始の海にはＲＮＡやＲＮＡを複製するタンパク質の原料となる水素、炭素、酸素、窒素、硫黄などの分子は豊富に存在していましたが、結合して化合物を合成するには海中の温度が低すぎました。ところが、海の底では海底火山から熱水が吹き上がり、この付近ではＲＮＡやタンパク質を合成するには十分な温度環境がありました。また、熱水噴出孔からは、エネルギーの源となる硫化水素やメタンガスも噴出していました。こうして、エネルギー産生に必要なさまざまなタンパク質や、自己複製に必要なＲＮＡの合成が可能な生命が誕生したのです。この説は、地球生命誕生における「熱水噴出孔仮説」と呼ばれています。

加えて、地表からはるか離れた深海は生命が暮らすには好都合でした。それは、当時の地球には宇宙から生命にとって危険な放射線や、太陽の紫外線が絶え間なく降り注いでいたからです。深海で暮らすことによって放射線や紫外線を遮ることもできたのです。

2. 生命進化を決めた細菌同士の共生

シアノバクテリアがもたらした緑の地球

地球最古の生命が海の底で誕生して以来、地球上には細胞内に核を持たない原核細胞、すなわち細菌だけの時代が20億年以上も続きました。これらの細菌は硫化水素などの人間にとっては猛毒のガスに含まれる水素を利用し、エネルギー源にしていました。しかし、水素だけでは十分なエネルギーを生み出すことはできません。動物が生命活動を維持するには、効率的に大量のエネルギーを生み出すことが必要です。それには、水素と酸素の化学反応を利用することが最適でした。酸素を使ったエネルギー産生機能は好気的代謝と呼ばれます。一方、酸素を使わずにエネルギーを生み出すしくみは嫌気性代謝と呼ばれます。今でも、破傷風菌など空気に触れない地中で暮らす細菌は嫌気性代謝しかできません。嫌気性代謝は酸素を利用する好気性代謝に比べると、同じ量のブドウ糖から32分の1しかエネルギーを作ることができません。嫌気性代謝は非常にエネルギー効率が悪いのです。嫌気性代謝で生きていた太古の細菌は、動きは非常に鈍く、繁殖にも時間がかかったと考えられます。

地球誕生後10億年くらい経ち、地球の磁場が形成され、宇宙から放射線が地上に到達しなくなると、生物は次第に海の浅瀬に移動して行きました。そこで、太陽の光と海水に溶け込んだ炭酸ガスを利用してエネルギーを作り出すシアノバクテリアが現れました。シアノバクテリアは光合成を行う植物の先祖です。

生命進化に革命をもたらしたのは、シアノバクテリアなどの光合成細菌が放出する酸素です。もし、地球の酸素濃度が現在の１００分の1以下であれば、今でも地球は細菌のような単細胞生物だけの世界だったでしょう。シアノバクテリアはそれまでほとんど酸素がなかった地球の環境を大きく変えました。シアノバクテリアは植物細胞と共生して葉緑体となってから、緑あふれる地球を作り、穀物や果物を生み出して動物と共生し、私たちに豊かな自然の恵みを与えています。

細菌同士の共生

シアノバクテリアの大繁殖によって、海中の酸素濃度が現在の１００分の1にまで上昇した時、光合成細菌から派生したαプロテオバクテリア（ミトコンドリアの祖先）が出現しました。したがって、αプロテオバクテリアはシアノバクテリアとは兄弟であり、大腸菌とは同じ真正細菌の仲間です。αプロテオバクテリアはその後、私たちの細胞の遥かな祖先である古細菌（アーキア）に共生して動物細胞としての道を歩みます。

酸素を好むαプロテオバクテリアは、酸素濃度が比較的高い浅瀬で海中に溶けたわずかな有機物を食べて細々と暮らしていました。一方、深海に住み、水素を利用して生活するアーキアにとって酸素はやっかいな存在でした。酸素濃度が高まると水素が酸素と結合して水になってしまうために十分なエネルギーを作り出すことができなかったからです。やがて、酸素濃度の上昇とともに海底の硫酸塩の濃度が上がると、アーキアは硫酸塩還元細菌（酸素のない環境で有機物を分解し、そこで生じた電子を用いて硫酸塩を還元する細菌。腸内に存在する悪玉菌の一種）に追われて、さらに酸素濃度の高い海の表層に移動せざるを得ませんでした。そこでαプロテオバクテリアと運命の出会いを果たしました。

　αプロテオバクテリアにとってアーキアは格好の獲物でした。小柄ですばしっこいαプロテオバクテリアは、アーキアの懐に忍び込み、活性酸素という生物学的兵器で攻撃をしかけてアーキアが取り込んだ餌を盗み食いしていました。活性酸素とは、普通の酸素に比べ著しく反応性が増した酸素を指します。活性酸素にはフリーラジカルであるスーパーオキシド（O_2^-）やヒドロキシラジカル（・OH）に加え、フリーラジカルには含まれませんが、同程度に反応性の高い過酸化水素（H_2O_2）や酸素が紫外線と反応して生成される一重項酸素（$^1O_2$）が含まれます。

　それでもアーキアは黙ってαプロテオバクテリアの侵略に堪えなければなりませんでした。それは、αプロテオバクテリアがアーキアにとって猛毒の酸素を除去してくれたからです。この時にアーキアとαプロテオバクテリアとの利害が一致したと考えられます。αプロテオバクテリアとアーキアは争うことをやめ、いわゆる戦略的互恵関係が出来上がりました。

　アーキアは、αプロテオバクテリアに餌を分け与える代わりに酸素を除去してもらうという契約を成立させました。やがてアーキアは、αプロテオバクテリアを取り込み、共生させることによって、大量のエネルギーを獲得することに成功しました。アーキアとαプロテオバクテリアは、お互いの長所を活かし、欠点を補う運命共同体として生きる決心をしたのです。

アーキアの中で暮らし始めたαプロテオバクテリアはミトコンドリアに名前を変えました。この時αプロテオバクテリア遺伝子の大部分は宿主であるアーキアの核に移りました。このミトコンドリア遺伝子の移動について、ミトコンドリアが遺伝子をアーキアに預けたのか、アーキアに遺伝子を抜き取られたのかという議論には意見が分かれています。いずれにせよ、ミトコンドリアはアーキアとの共生によって、安定した生活と引き換えに自律的な増殖ができない従属的な生き物に変わりました。

ミトコンドリアと活性酸素

20億年前に起きたアーキアとαプロテオバクテリアとの共生は、生命の爆発的な進化に繋がりました。αプロテオバクテリアを獲得したアーキアが生み出す大量のエネルギーは、多彩な機能を営む細胞として成長することを可能にしました。しかし、細胞はその代償として、ミトコンドリアが酸素を使ってエネルギーを生み出す際に必然的に放出する活性酸素による劣化あるいは老化を避けられない宿命を背負ったのです。

生命の進化は、活性酸素の被害をいかに食い止めるかという闘いと無縁ではありません。ここで、活性酸素についてもう少し詳しく説明しましょう。東日本大震災後に発生した福島原発の放射能漏れによって、放射能の人体に及ぼす影響が問題となりました。放射能の生体への障害作用には直接作用と活性酸素を介した間接作用があります。「放射線は放射能を発する能力」と定義されます。放射線に曝された時、人体内では何が起こっているかというと、活性酸素が発生します。放射線は、細胞内の水に高いエネルギーを与えてスーパーオキシドやヒドロキシラジカルに変化させます。これらの活性酸素を利用してがん細胞を退治するのが放射線治療です。

活性酸素は、ＤＮＡを攻撃して、染色体に異常をもたらします。その結果、放射線治療を受けたがん細胞は増殖できなくなります。一方、正常な細胞は放射線によって死滅するだけではなく、生き延びた細胞は遺伝子の構造が変化してがん化しやすくなります。遺伝子の構造が変化して生物の形や機能が変わることを突然変異と呼びます。生命における突然変異は国家における憲法改正と同じ意味を持ちます。生物の形や機能を決めるのが遺伝子であり、国家の在り方を決めるのが憲法だからです。突然変異は生命進化の原動力である一方、がん化の引き金にもなっています。憲法改正も人間社会に進化をもたらすことがある反面、一つ間違えば国家のがん化、すなわち戦争への扉を開くきっかけになりかねません。

細胞は活性酸素の被害から逃れるためにさまざまな防御装置を発達させました。例えば遺伝子を収納する核です。大型化した細胞では多くのタンパク質が合成され、その膨大な遺伝情報を安全に格納するスペースが必要になりました。そこで、アーキアは遺伝子を核という格納庫に移動させたのです。核は核膜という強力なシェルターで覆い、活性酸素がＤＮＡに直接到達しないように防御しました。このようにＤＮＡが細胞の核の中に隔離された細胞は真核細胞と呼ばれ、ＤＮＡがむき出しになった原始的な生命体である原核細胞と区別されています。真核細胞を持った生物は真核生物と呼ばれ、その後の生命進化をリードしていきました。

真核細胞内でミトコンドリアは、アデノシン三リン酸［Adenosine Triphosphate（ＡＴＰ）］を生み出すことに特化しました。ＡＴＰは、食物から取り入れた水素をミトコンドリアの電子伝達系を通して高エネルギー化合物に変換し、どのような活動にでも利用できるようにした、いわば細胞内のエネルギー通貨です。ミトコンドリアが細胞内で安心して暮らすためには、インフラ整備や、外敵から身を守るための安全対策が必要です。ミトコンドリアはそのための税金をＡＴＰとして細胞に納めているわけです。

地球上で最も栄えた生命体、ミトコンドリア

地球上には膨大な数のミトコンドリアが生息しています。生物は植物と動物に分類されますが、能動的に動くことのできる多細胞生物が動物であり、すべての動物細胞はミトコンドリアと共生しています。動物の多様な種の多くは数百から数十兆個に及ぶ細胞からできています。人間は約60兆個の細胞で形作られており、これらの各細胞に約１０００～２０００個のミトコンドリアが含まれているので、1人の持つミトコンドリアの数は約10京個に及びます。ちなみに、人間1人の腸内細菌の数は、すべての種類を合計しても100兆個にしかなりません。ミトコンドリアの数はわずか1種類だけで腸内細菌をはるかにしのいでいます。1人が有するミトコンドリア数に地球上の人口60億を掛けると、人類が持つミトコンドリアの総数です。地球上には100万種に及ぶ動物が存在すると言われています。それらのすべてのミトコンドリアを合わせると天文学的な数字に達することがわかります。

ミトコンドリアに委ねられた生死の決定権

ミトコンドリアの繁栄はただ単に数の上だけではありません。ミトコンドリアの誇りは彼らが常に生命進化をリードしてきたところにあります。これまで地球上に現れた数千万種に及ぶ動物の歴史を遡れば、たった1個のアーキアとミトコンドリアとの共生に辿り着きます。そのミトコンドリアが分裂、増殖を繰り返して今日の生命の繁栄に至っています。ミトコンドリアという危険な生命体を味方にするにはアーキアも多大な苦労を要したはずです。生命の進化とミトコンドリアの大繁殖の陰には、ミトコンドリアとアーキアとの見事な協力関係がありました。

ミトコンドリアの役割はエネルギーを生み出すだけではありません。ミトコンドリアは細胞に対して従属的な立場でありながら、生死の決定権を持つという国民と国家との関係にも似た相互支配の複雑な関係を作り上げています。

ミトコンドリアは個体を守るために宿主である細胞の理不尽な行いに対して命がけで立ち向かっています。宿主細胞のＤＮＡが修復不能な損傷を受けた場合や、ミトコンドリアがもうこれ以上生きられないような細胞内環境に置かれた時にはミトコンドリアは容赦なく死のシグナルを発令します。ＤＮＡが損傷した細胞を放置すればがん化に繋がるからです。ミトコンドリアが細胞を自死に追い込む行為はアポトーシスと呼ばれ、ミトコンドリアが細胞を刷新できる権利です。国民が、悪政を施す政権に対して、選挙でノーを突き付け、政権交代を迫るのと同じです。アポトーシスについては次章で詳しく説明します。

また、真核細胞が有性生殖によって多細胞生物に進化してからは、がん化を企てる細胞とともにアポトーシスによって殉死することも厭わない覚悟を決めました。ミトコンドリアは細胞のがん化を防ぐことによって個体をがんから救い、ひいては他の細胞に暮らす同胞の命を守っているのです。

アーキアとミトコンドリアとの相互支配に基づいた共生は、細胞の大型化、多細胞化、臓器への分化、個体形成、さらにはがん化制御へと繋がる生命進化の歴史において最も重要な出来事でした。

3. 生命進化、人類への道

ウイルスから細菌、細菌から細胞へ

前述したように「原始スープの海」で誕生した最初の生命はRNAとDNAでした。RNAとDNAはあくまでも遺伝子を複製するための鋳型に過ぎません。この原始生命と似たような生命体はウイルスです。ウイルスはタンパク質でできた殻の中にRNAまたはDNAを入れています。ウイルスの大きさは0・1ミリ程度で、生体膜を持たず、代謝を行ってエネルギーを産生することができず、自分の力で増殖できないことから、生物として定義するかどうかについては議論があります。

ウイルスはエンベロープと呼ばれる殻の突起を細胞膜の受容体に結合させて細胞内に侵入し、細胞内の遺伝子複製装置やタンパク質合成装置を借りて、自らの遺伝子やタンパク質を合成します。別々に大量生産されたウイルス核酸とタンパク質は細胞内で集合します。増殖を終えたウイルスは細胞から出芽するか、あるいは感染細胞が死ぬことによって放出されます。

ノロウイルスによる感染性胃腸炎は生牡蠣を食することで発症します。ウイルスは生きた細胞の中でしか増殖することができません。ですから、新鮮な牡蠣の方がウイルス感染しやすいのです。糖質やアミノ酸を利用して増殖のエネルギーを得ている細菌は、古くなった食物の中でより増殖している可能性が高く、食中毒を起こしやすいのとは対照的です。

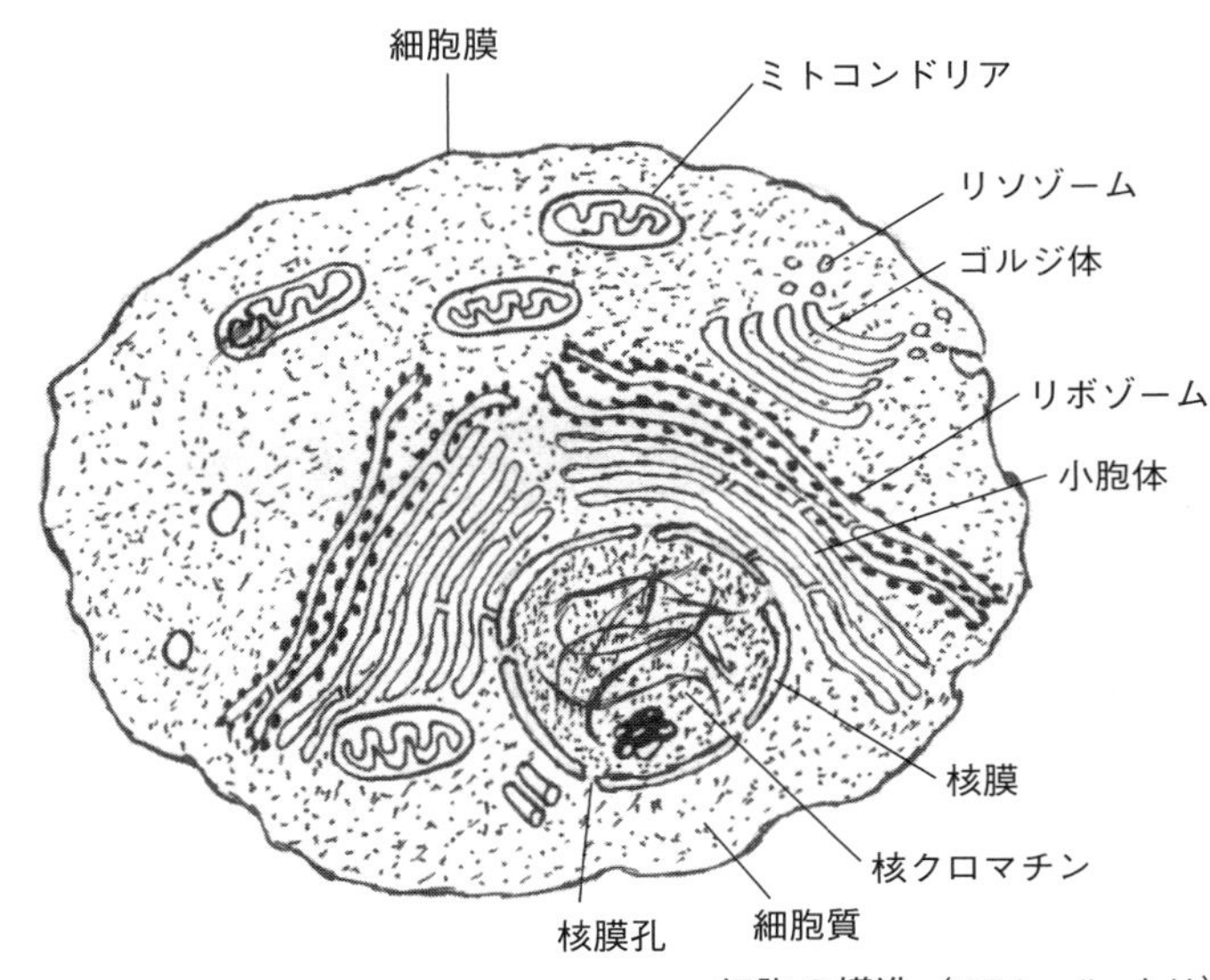

細胞の構造（Wikipedia より）

原始生命が誕生して数億年が経つとＤＮＡを細胞膜の中に閉じ込め、有機物を利用して自らエネルギーを生み出し増殖する生物が登場しました。それは、現在に至るまで滅びることなく系譜を繋いでいる細菌です。細菌の中には前述のように別の細菌と共生して、生命進化に画期的な役割を果たした細菌もいますが、多くの細菌ではその基本的な構造や機能は変化することなく脈々と受け継がれています。

細菌の大きさはウイルスの10倍程度、すなわち直径１μほどです。生物は一般的に進化とともに大きくなる傾向があります。しかし、細菌にはこのサイズが丁度なのです。細菌は細胞膜表面のエネルギー産生装置を駆動して外界から取り入れた有機物をエネルギーに変換しています。効率的にエネルギーを得るためには、細胞質の容積に対する細胞膜表面積の比率を上げなくてはなりません。これ以上のサイズになるとエネルギー効率が低下して動きが鈍くなり、分裂、増殖にも支障をきたすのです。

細胞は細菌の約1000倍の容積を有します。多細胞生物において、細胞は臓器特異的に姿、形は異なりますが、それらの基本構造は同じです。イラストに示したのが細胞の構造です。細胞は外界からの情報を収集し、自由な物の出入りを制限する「細胞膜」で仕切られています。ミトコンドリアが「細胞質」というドロドロとしたゲル状の空間で安心して生活できるのは、細胞膜という砦があるからです。細胞内には前述したように真核細胞に特徴的な「核」があります。核は細胞質とは「核膜」で隔てられ、その中にDNAを閉じ込めたクロマチンを収納しています。核膜にはところどころに「核膜孔」という穴があいていて、核と細胞質の間を出入りする物質の量を調整しています。細胞質にはミトコンドリアの他に遺伝情報に基づいてタンパク質を合成する工場「リボゾーム」が存在します。また、タンパク質を輸送する「小胞体」、タンパク質の精製、品質管理、細胞内各部署への振り分けを行う「ゴルジ体」や不要なタンパク質を分解する「リソゾーム」などが連携して細胞が個々に与えられた機能を適切に果たせるようにメインテナンスを行っています。

細胞の大型化や複雑な機能を可能にしたのはミトコンドリアです。ミトコンドリアが細胞内で大量のエネルギーを産生するおかげで、細胞膜表面に依存したエネルギー産生を行う必要が

心筋細胞の電子顕微鏡写真

（大谷　肇　著『長生きしたければミトコンドリアの声を聞け』より引用）

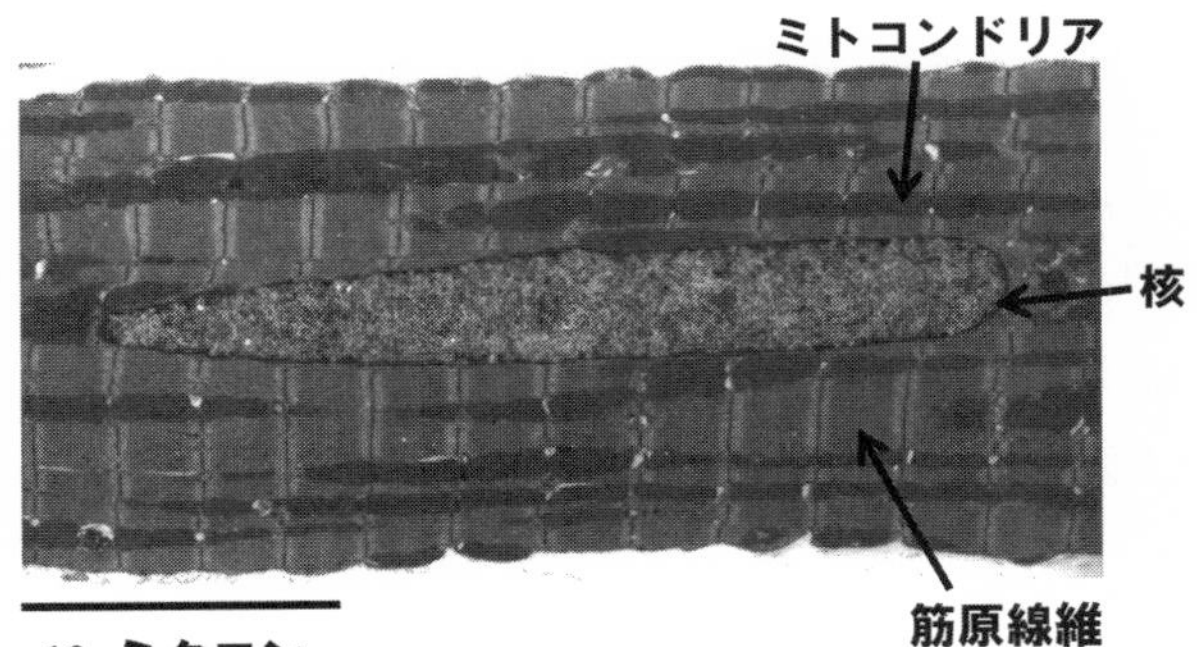

なくなりました。細胞は容積を大きくして進化していったのです。しかし、細胞の大きさにも限界があります。直径を１００μ以上にすることはできません。これは細胞内での酸素拡散距離と関係しています。細胞の直径が１００μ以上になると、細胞内のすみずみまで酸素が速やかに拡散せず、細胞表面から遠く離れたミトコンドリアは呼吸ができなくなります。

高血圧で心臓肥大になるのは、心筋細胞に圧負荷がかかって心筋細胞が肥大するからです。心筋細胞は大きな細長い細胞です。短径は20μほどですが、長径は１００μに及びます。高度に分化した心筋細胞の数は成人では約１５０億個で、成人に達してから増えることはありません。心臓が高い血圧に抗して血液を送り出すためには、個々の心筋細胞が持つ筋肉（筋原線維）を増やさなければなりません。これが心筋細胞肥大です。電子顕微鏡写真に示したように、エネルギーを大量に消費する心筋細胞にはミトコンドリアがたくさん住んでいます。心筋細胞が肥大するとミトコンドリアには十分な酸素が行き渡らなくなり、エネルギー不足で心筋細胞の収縮力が低下します。最悪の場合には細胞は死んでしまいます。高血圧が長く続くと心不全に陥るのはこのためです。

人間は約60兆個の細胞からなる多細胞生物です。生物が進化の過程で多細胞化を選択したのは、お互いの細胞が協力することによって個々の生存をより確かにするためです。多細胞生物の進化は特に感覚器や脳において顕著でした。本章では多細胞生物が進化する過程を追ってみたいと思います。

多細胞生物の誕生

アーキアとαプロテオバクテリアとの共生から10億年以上経った約8億年～6億5000万年前に複数の単細胞生物が集まり、多細胞生物が誕生するようになりました。

多細胞生物が出現した頃は、単に細胞が集団を形成するだけのコロニーでしたが、やがて個々の細胞が独自の役割を果たし、協力して生きる個体へと進化しました。多細胞化した細胞は匂い、音、光を感じる感覚器、移動や捕食を行う運動器、消化や吸収を司る消化器、全身に酸素や栄養を送り届ける循環器、侵入した外敵を退治する免疫系の細胞へと分化していったのです。

生命進化と脳の発達

生命進化に最も重要な役割を果たしたのは「脳」です。動物は脳を発達させることで、生きるために必要な指令を瞬時に体のすみずみまで伝え、生存競争を闘ってきました。

何も考えずに行動する人のことをしばしば「単細胞」と呼びます。単細胞生物は脳を持たず、思考することなく本能的に行動しています。体内に取り込んだ有機化合物を代謝してエネルギーに変え、そのエネルギーを使って分裂し、子孫を増やすといった単細胞生物の行動は、この宇宙で形を変えずに存在し続ける使命を担った生命の本能です。

原始生命の生存本能は、多細胞化した動物では「脳」という器官に収められました。動物は脳を持つことで、生存に必要な高度の情報処理を可能にしています。匂い、目に映るもの、耳から聞こえる音、触った感触などはすべて脳に伝えられ、捕食をしたり、天敵から逃れたりする行動に結び付いています。また、人間のように脳が極めて高度に発達した動物であれば、記憶・認知・想像・創造・判断・伝達・論理的思考・抽象的思考など、さまざまな精神・思考活動も可能にしています。進化した動物ほど脳を発達させて生存確率を上げているのです。

カンブリア爆発

今から5億4千2百万年ほど前のカンブリア紀になると、海中には多様な生物があふれるようになりました。これは「カンブリア爆発」と呼ばれ、数百万年～1千5百万年という生命の歴史からするとわずかの間に現存する動物の門がほとんどすべて出揃った時代です。カンブリア紀に誕生した多くの生物は、体を動かすために神経細胞が集合した「神経節」を獲得しました。6億3千万年前に誕生した刺胞動物は神経細胞が体全体に網目状に分布した散在神経系を発達させましたが、さらに進化した生物は神経が集まった「集中神経系」を獲得しました。この集中神経系が、一般的に「脳」と呼ばれる器官になったのです。カンブリア紀には、こうした原始的な脳を持つ生物が誕生した最初の時代です。ここから、5億年にわたる脳の進化の歴史が始まりました。

生存競争と感覚器の発達

カンブリア紀に登場した動物は顔の前面に鼻や目を備え付け、嗅覚や視覚を発達させました。嗅覚、視覚、聴覚といった感覚器を支配する神経は、手足を支配する運動神経や知覚神経と違って脳から直接分布しています。感覚器は脳の支配下にあるのです。動物はなぜ特別に感覚器を発達させる必要があったのでしょうか。

もともと細菌などの単細胞生物は水や空気の流れに身を任せて浮遊し、たまたま硫化水素や有機物などの栄養に遭遇すれば、それを細胞内に取り込んでエネルギーを得ていました。しかし、このように受動的な生活では安定して生命を維持することはできません。植物は日光と水と炭酸ガスさえあれば、同じ場所で何十年、何百年と暮らせます。植物は生存に適した環境さえあれば、自ら移動して餌を取りに行く必要はないのです。しかし動物が生きていくためには積極的に餌を探しに行く必要がありました。また、天敵から身を守るためにも、天敵の存在を知り、逃げることが求められました。そのような目的で進化したのが感覚器です。感覚器が顔に集中しているのは、移動する方向への情報を脳へすばやく伝えるのに好都合だからです。
さらに、カンブリア紀の動物は殻や外骨格などの硬い組織を装備して外敵から身を守り、それまでの生物とは比べ物にならない速さで海の中を移動していたと考えられます。こういった捕食手段や移動様式は感覚器や脳神経系の発達とともに進化していったのです。まさに感覚器に直結した行動こそが、動物の動物たるゆえんです。

脊椎動物の出現

この時期以降に登場した魚類・両生類・爬虫類・哺乳類などの脊椎動物（多数の椎骨が繋がった脊椎を有する動物）の脳は、どの動物でも基本構造が似ています。どの動物の脳も「脳幹」「小脳」「大脳」から構成され、動物ごとにその大きさが異なった進化を遂げることになります。すなわち、現在までの脳の進化は、基本構造が変化するのではなく、新しい機能が付け加わることで実現してきたのです。

陸に上がった動物たち

3億7千万年前に海中で誕生した脊椎動物である魚類の一部が両生類となり、陸上へと進出しました。両生類は大脳と小脳の割合が小さく、本能や反射を司る脳幹が大部分を占めていました。両生類の特徴としては、嗅覚に関係する「嗅球」が大きく、匂いに敏感であったと考えられます。

3億1千5百万年前に陸上で生活するようになった両生類の一部は、「羊膜」を獲得したことによって地上での繁殖を可能にしました。羊膜は、胚（多細胞生物の個体発生における初期段階の個体）を乾燥から守る役割を果たす膜です。この膜を獲得したことによって、それまで海中や水辺でしか生活できなかった魚類や両生類のような脊椎動物は水から離れ、地上の至るところで繁殖できるようになりました。羊膜を獲得した種は、それまでの脊椎動物が住むことのできなかった乾燥地帯や砂漠にまで生息範囲を拡大していきました。

この羊膜を持つ種（羊膜類）が、後に爬虫類へと進化しました。爬虫類が進化して二足歩行に適した形態を獲得した生物が恐竜です。恐竜は巨大隕石の衝突による地球環境の変化により6千6百万年前に絶滅しましたが、前肢を羽に変化させて飛行能力を獲得した恐竜が鳥類へと進化したと考えられています。

爬虫類の脳は両生類と同様に、反射や餌の捕獲、交尾といった本能的な行動を司る部位である脳幹が脳全体の大きな部分を占め、大脳と小脳が小さい点が特徴です。また、中脳の後にあって視覚を司る「視葉」が小さく嗅球が大きいため、物を見ることよりも匂いを嗅ぐ方が得意という特徴を持っています。爬虫類の大脳は小さく、大脳の構成は動物が生きていくために必要な本能や恐怖などの原始的な感情を司る「大脳辺縁系」が主です。爬虫類の大脳辺縁系は主に匂いを感じ、本能的行動に直結する部分だけが形成されているに過ぎませんでした。なお、大脳辺縁系は進化的に古いことから「古皮質」と呼ばれています。

脊椎動物は魚類から両生類、爬虫類へと進化を遂げた後、爬虫類から哺乳類へと進化する直前の段階で、大脳の「新皮質」を作る基になる部分を形成しました。哺乳類の特徴は、それまでの生物と比較して大脳が大きく、小脳の割合が小さいという点にあります。大脳の表面を覆う大脳皮質にしわができたことで大きな容量（広い表面積）が確保され、新たに発達した大脳新皮質に視覚野や聴覚野といった感覚を司る「感覚野」や、運動機能を司る「運動野」が誕生しました。

爬虫類が哺乳類へと進化したことで、大脳新皮質は大幅に拡大していきました。これにより、嗅覚以外にも視覚などの情報が脳に多く取り込まれるようになりました。こうして哺乳類は、陸上での迅速な行動が可能になったのです。大脳辺縁系も主に嗅覚以外の感覚に対応するようになり、喜怒哀楽を覚えるようになりました。また、情報を記憶する能力も向上しました。こうして、哺乳類特有の怒りや恐怖、攻撃、愛、嫌悪などの感情が出現したのです。

哺乳類の誕生

哺乳類の進化の過程で、6千万年前には霊長類に進化する種が現れました。人間やチンパンジーなどの祖先にあたる霊長類は新皮質がさらに発達して大きくなり、「連合野」が出現し、より高度な認知や行動が可能となりました。連合野の発達は人の進化における重要な領域の1つです。霊長類の脳は連合野のみならず、感覚野や運動野も複雑な機能を担うようになりました。こうして霊長類が獲得した情報処理機能を土台にして、後に人の脳が誕生することになります。霊長類の大脳の発達は、当時の霊長類が身を置いた環境に起因しています。人間やチンパンジーの祖先であるサルは樹上で生活していました。サルには、枝から枝に移る能力が必要でした。そのため、大脳にある手の指や手のひらなどを中心とした腕の運動や感覚を司る領域が発達している個体が、生存競争においては有利でした。また、樹上で行動するためには立体視が可能な優れた視覚が必要とされました。こうした要因から、大脳の視覚や聴覚に関わる部位が発達し、それにつれて脳の周辺領域も拡大・進化していくことになったのです。

霊長類が類人猿に進化して以降は、指や手のひらを司る領域と隣り合う顔面筋や、舌・唇の運動や感覚に関わる領域が拡大されたため、表情が豊かになりました。その後、さらにその周辺の領域が拡大・発達し、「ブローカーの中枢」と呼ばれる運動性言語中枢が大脳の「前頭野」に形成されました。

人類の登場

霊長類が登場して5百万年ほどが経過すると、直立二足歩行を可能とする初期の人類の一種である「アルディピテクス・ラミダス」が登場しました。身長は１２０センチ、頭蓋容量は３００立方センチ程度でした。なお、直立歩行をすることなく森に留まった種族は、その後は脳が拡大することなく、現在のチンパンジーやボノボへと進化していきました。

２５０万年～１６０万年前にはホモ・ハビリスが登場しました。ホモ・ハビリスは木材や石を加工して道具を作り出すべく、眼と手を正確に連動させ、手先を器用に動かすようになりました。こうした活動により、頭蓋容量は６００立方センチ程度にまで拡大しました。この頃になると、言語を司るブローカー野が目立つようになりました。

ホモ・ハビリスは脳の進化によって自身を取り巻く世界を認識し、言語を用いて周囲の個体に自身の考えを正しく伝える能力を持つようになりました。こうした能力は「心」を生み出す生物的基礎となり、現在の人に通じる能力になったと考えられています。

１８０万年～5万年前になるとホモ・エレクトゥスが登場します。ホモ・エレクトゥスの頭蓋容量はさらに拡大し、９５０立方センチ程度になりました。石器をより高度に加工し、槍なども作るようになりました。ホモ・エレクトゥスが加工した石器は、ホモ・ハビリスが加工した石器と異なり、石の両面が削られて先端が鋭利に尖っている特徴を持っていました。ホモ・エレクトゥスは道具を巧みに操っただけでなく、火を使うことも覚えました。火は夜間に肉食動物を寄せ付けない役割を果たし、さらにそれまで摂取できなかった食糧を調理して摂取できるようになりました。また、直立二足歩行によって骨格が変化し、発声気管が従来よりも低い位置に下がりました。この変化によって発声が容易になり、言語の発達が加速しました。脳内では、ブローカー野がますます発達しました。さらに、聴覚を司る部位に隣り合う部位も拡大し、「ウェルニッケ野」と呼ばれる感覚的言語中枢に発展しました。

現生人類「ホモ・サピエンス」の出現

約20万年前に私たち現生人類であるホモ・サピエンスが出現しました。脊椎動物の進化の初期の段階では、脳は神経細胞が集まった膨らみのようなものに過ぎませんでした。やがてこの膨らみは人の進化の過程で大脳、間脳、中脳、小脳、延髄、脊髄からなる複雑な構造を形作り、個体の維持だけでなく高度な精神活動を可能とする器官になりました。原始的な霊長類からホモ・サピエンスへと進化する過程で、大脳皮質は厚みが増しただけでなく表面積も著しく拡大しました。また、大脳皮質はより深く複雑なしわを作って容量を増やし、大脳新皮質の感覚野、連合野がさらに発達しました。小脳も大きくなり、人体の複雑な動きを可能にしました。

霊長類の登場から現在にかけて、大脳新皮質はそれまでの生物史に例がない速度で拡大・発達していきました。大脳皮質の中でも新しい皮質（新皮質）は高等動物ほど発達しており、霊長類では認知や思考、判断といった知的活動を司る部位になっています。

こうした変化によって頭蓋容量は１４００立方センチまで拡大し、人間は抽象的な思考が可能となったのです。脳が進化したことにより、思考や創作活動の幅が広がりました。例えば、動物の骨や牙・角を利用してネックレスやペンダントなどの装飾品やフルートのような楽器、裁縫に用いる縫い針、油を燃やすオイルランプなどが作られるようになりました。今から２万５千年前には、動物の油を用いて絵の具を作成し、洞窟の壁にさまざまな色で牛の絵を描くことも可能になりました。

ホモ・サピエンスと「言語」

サルから進化した人類は、視覚優位の動物です。しかしホモ・サピエンスの生き残りには、視覚の発達ではなく、聴覚の発達こそが寄与したようです。それはネアンデルタール人と、ホモ・サピエンスとの比較で説明されています。両者の違いは「社会脳」と言われる前頭前野の発達であり、現生人類はここが大きく発達したために進化したと言われています。

『人類進化の謎を解き明かす』（ロビン・ダンバー著、鍛原多惠子訳、インターシフト、２０１６年）によると、約35万年前に出現したネアンデルタール人は、高緯度地帯に分布し、その日照時間の関係から後頭野にある視覚が異常に発達していました。しかし言語を司る前頭前野は発達しておらず、発話能力はあったものの言語としては未発達だとされています。ネアンデルタール人は共同体の結束を強めるため、音楽（歌詞のないハミング、踊り、リズムに合わせて手を叩くなど）をする習慣がありましたが、音声情報は文脈として意味づけられることはありませんでした。集団規模は１００人前後と比較的小さく、高度な社会活動をする必要がなかったことも言語中枢が発達しなかった一因です。一方、赤道に近いアフリカで生活をしていた現生人類は、日照時間が長いため視覚能力を肥大化させる必要がありませんでした。その一方で、１５０人規模かそれ以上の大きな集団で生活しており、集団内の社会的秩序を保つため、言語を駆使するようになりました。そのため前頭前野が大きく発達し、社会的認知能力が大きく向上しました。高度な社会生活を営む現生人類はやがてアフリカを離れて世界中に進出し、アンデルタール人の絶滅とともに、地球上で唯一の人類として繁栄していったのです。

原始生命が誕生してから40億年以上の歳月を経て動物の脳は進化とともに新たな領域を形成し、機能や役割を強化させていきました。魚類、両生類、爬虫類、哺乳類、そして霊長類へと進化を遂げた脊椎動物の脳は、５億年の間に現在の人間の脳へと進化したのです。私たちに「感情」や「考える力」を与える数千億個の脳神経細胞も、生命進化の歴史を遡れば、原始生命、すなわちがん細胞に辿り着きます。「生存競争を勝ち抜き、子孫を増やしたい」というがん細胞の願いは脳によって引き継がれているのです。

４．細胞の多様性と繋がり

多様な細胞を繋げるホルモン

多細胞生物では、細胞はお互いが密接に結び付いています。隣接する細胞同士は接着分子で結び付き、遠く離れた細胞同士はホルモンなどのタンパク質を介して結び付いています。タンパク質の結び付きは、カギとカギ穴の関係です。カギはある特定のカギ穴に適合しなければ結び付くことはできません。細胞と細胞の間は国境のように細胞膜で仕切られています。隣の細胞の中にある物質は自由に出入りできません。細胞間の交通は細胞を包む膜の検問所を通してのみ行われます。細胞は自分にとって利益になるものとそうでないものとを識別し、膜を通して選択的に物質を取り入れます。

細胞は隣の細胞が機能を果たせなくなった時には、代償するように仕事を肩代わりします。また、細胞膜を介して栄養素を補給し、困窮する細胞の生存を後押しします。細胞同士が協力し、助け合わなければ個体が病気になり、ひいては自らの生存も危うくなるからです。個体において、細胞は運命共同体です。

遠く離れた細胞同士はホルモンを介して有機的に結び付いています。例えば、私たちが一生懸命運動し、血糖が低下すると、脳の視床下部の細胞から「個々の細胞が活動するためのエネルギーを維持するためにご飯を食べなさい」というシグナルが発生します。そこで私たちは空腹を感じ、食事を摂ります。食べ物が消化管に入ると、腸の細胞から「インクレチン」というホルモンが分泌され、血液の流れに乗って膵臓のインスリン分泌細胞に達します。インクレチンは「食べ物が吸収されて血糖が上がるので、糖を細胞の中に取り込むようにインスリンを分泌させなさい」というシグナルを出します。その指令を受けた膵臓のβ細胞から分泌されたインスリンは、体のすみずみまで運ばれ、細胞表面にあるインスリン受容体に結合して糖を細胞内に取り込みます。こうして、私たちは日夜、細胞が必要なカロリーを補給しているのです。インクレチンやインスリン以外にも、アドレナリン、甲状腺ホルモン、性ホルモンなど、多様な細胞がさまざまなホルモンを分泌して連携し、私たちの健康を支えています。

多様性を失ったがん細胞

個体の中で細胞はさまざまな顔をしています。それぞれの細胞が特異的な機能を果たすのに都合の良い形態をしているのです。これに対してがん細胞は悪性になればなるほど、どの臓器から発生した細胞でも同じような顔つきに変わってしまいます。がん細胞の目的はただ増え続けることです。がん細胞はＤＮＡをたくさん合成するために遺伝子を閉じ込める核を大きくし、細胞が独自の機能を果たすために必要な細胞質は小さくしました。また、がん化した細胞を自死に追い込む役割を果たすミトコンドリアの数を減らしました。がん化した細胞では多様性や特異性は失われ、ただ増殖するためだけに適した形態に変化するのです。先祖返りして多様性を失った細胞ががん細胞です。

がん細胞では細胞同士の絆が失われています。がん細胞は正常細胞と違って、お互いが接触した時に譲り合うことなく折り重なって増殖します。また、がん細胞は細胞同士の接着がゆるく、すぐにバラバラになって遠隔臓器に転移します。

人類共通の祖先はミトコンドリア・イブ

地球には約70億の人間が暮らしています。人類はどんなに皮膚の色や顔かたちが違っていても共通の祖先に遡ります。その人は約20万年前に生まれたミトコンドリア・イブという愛称を持つアフリカの女性です。

ミトコンドリアは自らのＤＮＡを細胞内に持っていて、そのＤＮＡは必ず母親から子に受け継がれ、父親から受け継がれることはありません。ですから、ミトコンドリアＤＮＡを調べれば、すべての人類の共通の母親に辿り着くことができます。それが、「現生人類共通の女系祖先」と呼ばれるミトコンドリア・イブなのです。

ミトコンドリア・イブの子孫はやがて新天地を求めてアフリカを脱し、世界のすみずみまで移住しました。今では約70億人のミトコンドリア・イブの子孫が世界中で多様な習慣や文化の下で暮らしています。１個の受精卵から発生した細胞が分裂して60兆個の異なる顔を持つ細胞からなる個体へと成長するように、人間も国や民族は違っても先祖は同じなのです。同じルーツを持つ人間同士が繋がらないはずはありません。

人間を繋げるホルモン「ＳＮＳ」

人間社会にも細胞と同じように世界中の人々を結び付けるホルモンがあります。その１つがＳＮＳ（Social Networking Service; ソーシャル・ネットワーキング・サービス）です。ＳＮＳはインターネットを介して人間関係を構築しています。ＳＮＳはまるでホルモンのように、遠く離れた他人が１つの情報を共有し、共感の輪を広げ、世界中の人々との絆を深めています。

細胞や臓器が血管という交通網、神経という情報伝達機器を介して繋がる人体のように、人間社会も世界各国が人、物、金で繋がり、ＳＮＳで情報を共有するグローバリゼーションの中で発展しようとしています。生命進化の歴史を辿ると、グローバリゼーションの大きな流れが人間社会の進化に寄与することは明白です。しかし、時としてその流れがせき止められることがあります。ウイルス感染などが引き起こすパンデミックです。

２０２０年に世界中で甚大な被害をもたらした新型コロナウイルス感染症では、人や物の行き来が制限され、社会は物理的に分断されました。しかし、外出が制限される中、職場はテレワークで繋がり、学校はオンライン授業で繋がることができました。

インターネット上ではコロナウイルス感染と闘う人々や、それを励まし称賛する人々が取り上げられ、いくつかの感動的なシーンが紹介されました。国境を越えて送られてくる支援物資の数々は、離れて暮らす人々の連帯が地球を1つにできることを示しました。

多様性の中の繋がり

人類は地球温暖化による環境破壊や、核兵器の恐怖といった共通の課題を抱えています。もはや国益ばかりを求めて国同士が争っている場合ではありません。「Unity in diversity」という言葉があります。２０２０東京オリンピックのメッセージです。「多様性の中の繋がり」を意味するこの言葉には、世界中の人々が民族、文化や宗教の多様性を大切にする中で、1つになって人類が直面するさまざまな課題を解決していこうという思いが込められています。２０２５年に開催予定の大阪万博のロゴマークは、さまざまな形をした細胞がいろいろな方向を向きながらも、お互いに手を繋いで団結している様子がモチーフになっています。大阪万博にも「多様性の中の繋がり」という人間社会にとって共通のテーマが前面に押し出されていることをうかがい知ることができます。人々が「宇宙船地球号」の乗員として国境を越えて結び付く時、人体のように細胞が助け合うグローバルな世界が出来上がるのではないでしょうか。

5．突然変異と生命進化

突然変異とは

偶然起きる遺伝子の変異（突然変異）は多様な生物を育む源です。生物は遺伝子の突然変異を介して生存に適した形質を生み出します。形質とは生物の性質や特徴のことで、遺伝によって引き継がれます。人間では顔の形、体型や体質が主な形質ですが、生存に適した行動を支配する遺伝子も存在します。

生命進化を説明する上での根幹をなす適者生存、あるいは自然淘汰の理論は「自然選択説」と呼ばれています。厳しい自然環境が選択圧となって、生物に無目的に起きる突然変異を選別し、進化に方向性を与えるという説で、１８５９年に生物学者のチャールズ・ダーウィンとアルフレッド・ウォレスによって初めて体系化されました。現在地球上に存在するすべての生物は厳しい自然選択の網をくぐり抜けてきました。

突然変異は諸刃の剣です。突然変異が必ずしも生物を進化させるわけではありません。突然変異は最も重要ながん化の原因です。突然変異が生物を退化させ、それがきっかけで種が亡びることもあります。どのような環境でも生き残れる多様な生物を生み出す突然変異こそが進化に貢献します。

突然変異と憲法改正

遺伝子は国家における憲法に相当します。国の形を決めるのが憲法ならば、細胞の形を決めるのが遺伝子です。国家が憲法に基づいて法律を作るように、細胞は遺伝情報に基づいてタンパク質を作ります。法律が人間社会を動かす規範であるのと同じで、タンパク質も細胞の枠組みを作り、細胞がさまざまな機能を果たすための土台となる物質です。エネルギーを生み出すのに必要なタンパク質、細胞を動かすタンパク質、増殖に必要なタンパク質、がん化を制御するタンパク質、これらすべてが細胞の正常な機能を担保するため有機的に働いています。憲法が正しく解釈されなければ国の形が歪んでしまうように、遺伝子が正しく翻訳されなければ異常なタンパク質が作られて細胞の機能が損なわれるのです。

突然変異は個体を外敵や環境変化から守る進化の源泉であるとともに、発がんのきっかけにもなります。突然変異の目的が個体の利益のためなのか、細胞の無秩序な増殖、すなわちがん化のためなのかを見極めるのが細胞内に暮らすミトコンドリアの役目です。同様に憲法改正の目的が国民の幸福のためなのか、国家権力を都合よく行使するためなのかを判断するのが私たち国民の役目です。護憲か改憲かという議論よりも、人間社会の進化のためには、どの憲法をどのよう変えるかを議論すべきなのです。

「利己的遺伝子」と「利他的遺伝子」

生物には自らの命を守るために生存本能が備わっています。生存本能を支配するのが「利己的遺伝子」です。ウイルスや細菌は人間に健康被害を与え、しばしば死に至らしめます。しかし、これらの生物に人間を殺そうとする意図はありません。彼らが人間に寄生するのは利己的遺伝子の指示に従ってただひたすら生き延び、子孫を増やすことが目的なのです。

動物行動学者のリチャード・ドーキンスは著書『利己的な遺伝子』の中で「すべての生物は利己的な遺伝子を運ぶ乗り物に過ぎない」と述べています。生命はすべて自らのコピーを増やそうとする遺伝子の利己性に従って進歩してきたという説です。「利己的」とは「自己の成功率（生存と繁殖率）を他者よりも高めること」と定義されます。「利他的」とは「自己の成功率を損なってでも他者の成功率を高めること」と定義されます。

個体レベルでの自然選択に注目すると、厳しい生存競争の中でわずかでも利他的な行動を取る個体は、そうでない個体よりも平均して「上手くやっていけない」と予測できます。すべての個体が利他的であれば、その群に属するものたちは非常に上手くやっていけるのですが、中に一個体でも利己的な個体が混入すれば、利他的個体を食い物にして繁栄するでしょう。

生命進化の歴史において、利己性が乏しい生物は生存競争に敗れて淘汰されてきました。生命進化の頂点に位置する私たち人間は、これまで地球上に生きたどの生物よりも強い利己的な遺伝子を持っているのかもしれません。

自然選択で勝ち残ってきたのは利己的な遺伝子ですが、単に利己的な振る舞いだけでは生物として末長く繁栄することはできません。マフィアのボスは、厳しい生存競争を勝ち上がってきました。組織の頂点を極めた人物は、往々にして集団の中で最も利己的な遺伝子を持っています。しかし、彼が他人を顧みず単に自己の利益のためにのみ行動してきたのであれば、おそらく頂点を極める前に淘汰されていたでしょう。彼は、利他的に振る舞う能力にも長けていたためにリーダーになれたのです。

利他的行為が双方に利益をもたらすことを「互恵的利他主義」と呼んでいます。互恵的利他主義は動物界でも見られます。百獣の王ライオンは空腹の時だけしか獲物を襲いません。満腹の時には傍らを獲物が通り過ぎても見過ごすだけです。ライオンの種としての長い歴史の中で、もっと貪欲に獲物に襲いかかる強い利己的遺伝子に支配された種は存在したはずです。しかし、そのような種は獲物の減少というしっぺ返しを受け、仲間同士が獲物を巡って殺し合い、絶滅に追い込まれたのでしょう。現在まで生き抜いてきたライオンは、自らの種だけでなく、獲物の種の保存にも適した「利他的遺伝子」を持っているのです。

なぜホモ・サピエンスは生き残ったのか

現生人類（ホモ・サピエンス）は適度に利己的な遺伝子と、適度に利他的な遺伝子を持ち合わせ、他の人類を凌駕して生き残ってきました。

今から約20万年前、現生人類がアフリカを脱し、世界中に居住の地を求めた時、先住していたネアンデルタール人と衝突しました。ネアンデルタール人はサピエンスよりも屈強で頭脳も明晰であったと言われています。サピエンスが勝っていたのは進化した利他的遺伝子が支配するコミュニケーション能力や、他者に共感し、思いやる感情でした。サピエンスは言語を用いて相互理解を深め、共同して社会生活を営むようになりました。サピエンスは集団生活ができたことでお互いに助け合い、食料の乏しかった氷河期にも生き残ることができたのです。一方、ネアンデルタール人は利他的遺伝子を生存戦略に利用することができず、氷河期に共食いを繰り返して絶滅したと言われています。

地球上で繁栄するすべての生物は利己的遺伝子と利他的遺伝子とのバランスを取りながら、生存競争に勝ち残ってきました。加えて、私たち人間には教育や学習によって利他的遺伝子に上書きされた「英知と博愛」という利他的な精神が刻まれています。英知と博愛は人間同士が繋がって社会を形成していくために不可欠な良心です。

人類がコミュニケーションの道具として用いた言語は、文字に変換され、記録として残るようになりました。人類が野生の動物と根本的に異なる点は、記録をもとに歴史を学ぶことです。野生の動物と同様に弱肉強食が掟であった人類が、個人の尊厳、自由、平等、法の支配といった最大多数の人間を幸福にできる普遍的な価値観を共有できるまでに進化したのは、人間社会の不幸な歴史から学んだ教訓が生きているからです。生命進化の頂点に位置するリーダーとして利己的な本能に対抗し、人間社会に進化をもたらすのは人類だけが獲得した英知と博愛です。

「利他的遺伝子」と「平和憲法」

日本は先進国の中では一番と言ってもいいくらい安全な国です。日本人はともすれば外国もわが国と同じように安全で平和だと思い込みがちです。それは日本人の民族性と関係しています。

世界史を紐解くと日本人ほど平和を愛し、守り続けた民族はありません。他の国々、特にヨーロッパ諸国では、近代国家が建設されるまでは血族以外の人々と共に安心して暮らすことはできませんでした。周囲には常に暴力や犯罪の危険が潜んでいたからです。ヨーロッパでは国民を平気で虐殺するような暴君もしばしば出現しました。それに対して、日本では法秩序が確立されていなかった時代でさえも、犯罪は稀有で、為政者が国民に理由なく暴力を振るうことはありませんでした。

日本人の平和的な民族特性にうまく溶け込んだのが第二次大戦後に施行された現行憲法です。世界平和の理想を掲げる日本国憲法前文には「日本国民は、（中略）平和を愛する諸国民の公正と信義に信頼して、われらの安全と生存を保持しようと決意した」と掲げられています。

しかし、１００％利他的遺伝子で満たされた天使のような人間がいないように、社会においても「性善説」に基づいた生活は成り立ちません。法治国家においてさえも、「近所の方々はいい人ばかりなので人気のない真夜中も安心して歩けるし、家にはカギをかけなくても大丈夫」と無防備に立ち振る舞えば、たちまち事件に巻き込まれ、空き巣の被害にも遭うでしょう。国同士の付き合いも、他国の厚意に依存することは危険です。現状ではわが国にもそれ相当の防衛力がなければ、がん国家による侵略の憂き目に遭うことは火を見るより明らかです。

それではなぜ日本国憲法は尊いのでしょうか。平和憲法を守らなければならないと訴える人々の多くは、「平和を唱えていれば戦争は起きない」という宗教じみた考えで護憲を主張しているのではありません。世界から戦争の脅威を少しでも減らすためには、平和憲法の理念を世界中の人々と共有することが必要であると考えているのです。

第7章の「健康と平和」で詳しく述べますが、人間社会の進化は、将来的にすべての国がその国の憲法の中にわが国の憲法9条を取り入れるか否かにかかっています。それに加え、大国の思惑で運営されている現行の国際連合は、国家間の利害を超えた第三者組織で運営される世界政府へと発展的に再構築すべきだと思います。

どれだけ人間社会が進歩しても、人間ががん細胞から引き継がれた悪魔の一面を持っている以上、国内には犯罪が起き、世界にはがん国家やテロ組織が生まれるでしょう。そこで、自国の治安は警察や自衛隊が担当し、国家間の武力衝突やテロには世界政府のみが介入できる平和維持システムを構築するのです。生体において、個々の細胞は武器を捨て、免疫組織だけが病原体やがんに対して武力行使できるのと同じシステムです。そうすれば、もはや各国が抑止力としての武器を保有する必要はなくなります。核戦争が現実味を帯びる中、憲法９条こそが人類の生存確率を高める最も進化した「利他的遺伝子」ではないかと思います。

第3章　人にはなぜ寿命があるのか

1. 生物と死

生物の定義

この宇宙は自律的に増え続けることができる物質として生物を作り出しました。生物がその形を維持し、継承するためには、堅固な城壁の中で独自に代謝や複製を行うことが必要です。生物とは、①外界と膜で仕切られている、②代謝（物質やエネルギーの流れ）を行う、③自分の複製を作る、という3条件を満たすことで定義されています。生物が外界と膜で隔てられた物質であることは、生物が国境を持つ国家のように独立した存在であることを意味します。

生物と非生物の違いをもう少し具体的に説明しましょう。生きたマグロも寿司屋のカウンターに並ぶトロも同じ原子からできています。マグロとトロは何が違うのでしょうか。マグロは生物であり、トロは非生物です。マグロは1週間経っても大海原を悠々と泳いでいるマグロに変わりはありません。一方のトロは1週間も経てば腐って食べられなくなってしまいます。マグロがマグロであり続けられるのは、海を泳いで獲物を捕食し、それを消化吸収して栄養とし、体の構造が崩壊しないように保全しているからです。能動的に変わらない状態を維持できるのが生物であり、受け身のまま自然に壊れていくのが非生物です。

生物の恒常性

生物はできる限り形態や機能が長く維持できるように進化してきました。姿、形を変えずに存在し続けることは宇宙の悲願でもあります。生命進化とは長く生きるための努力の軌跡でした。例えば細菌の寿命は数時間から数日です。細菌は温度、湿度、酸素、エネルギー源の有無など少しの外部環境の変化が致命的になります。

どのような環境下でも生物体が形態や機能を維持できるのは「恒常性」によるものです。恒常性とは生物が内部環境を一定に保って生存を維持する現象のことです。例えば、外気温がマイナスでも人は生存することができる恒温動物です。恒温動物には体温を一定に保つサーモスタットが存在します。外気温が低い環境では、筋肉を震わせて熱を発生させ、体温の低下を防ぎ、逆に体温が上がる環境では汗をかいて体温を下げようとします。また、血液のナトリウムやカリウムの濃度は、神経や心臓の機能を正常に維持するため、常に一定に維持されなければなりません。人は海の中を泳ぐ魚と違って、常に一定のナトリウムやカリウムを取り込んでいるわけではありません。私たちは時には明太子をたらふく食べ、ビールを飲んで舌鼓を打ちます。この時、血中ナトリウム濃度の上昇に伴って循環血液量は増加しますが、心臓と腎臓の働きが正常であれば、余分なナトリウムと水分は尿として排泄され、むくみなどの症状は現れません。

恒常性を維持するためのエネルギー源は食物です。生物は生きるためのエネルギー源を得るために消化管から吸収した栄養素を取り入れます。栄養素は肺から取り入れた酸素とともに血液の中に溶け込みます。その血液を心臓が全身に送り届けることにより、各細胞が生きていくためのエネルギーを供給しています。また、恒常性を維持するためには外敵から身を守らなければなりません。外界から侵入した病原体を白血球などの免疫細胞が退治しなければ、細胞はすぐに病原体の餌食になってしまいます。

多細胞生物では、お互いが有機的に結び付き、助け合って生きなければ恒常性を保てません。恒常性が失われれば、100年の寿命を持つ人間でさえ、1日たりとも生きることはできないのです。60兆個の細胞からなる人体が小宇宙と呼ばれるゆえんが、細胞同士の結び付きにあります。

生と死とエントロピー

この宇宙において、すべての物質は秩序ある状態から無秩序な状態へと変わっていこうとする傾向があり、これを熱力学の第二法則（エントロピー増大の法則）と呼んでいます。エントロピーを一言で表せば、「形あるものは崩れる」ということです。人間の一生でエントロピーが最大になる状態、それが死です。

長い時間のスパンで考えれば、生物体もエントロピー増大の法則に従って存在していると言えます。物理学者のシュレーディンガーは著書『生命とは何か』において、「生物体は負のエントロピーを食べて生きている」と述べています。生物体は急速に崩壊して、もはや自分の力では動けない平衡の状態になることを免れるように活動しているという理論です。生物体は、生物体の外部の系より「何か」を取り入れて、生物体という秩序が死という無秩序にならないように（エントロピーが急速に増大しないように）、あるいは生物体という系のエントロピーが常に一定に維持されるように行動しているのです。その何かとは、食べることであり、知識や教養を身につけることであり、運動による肉体の維持です。

人の一生は受精卵という1個の細胞から出発し、胎児は約10ヶ月の間に多細胞生物、魚類、両生類、爬虫類、そして人類へと進化します。人間として誕生後は約20年の時を経て最も秩序ある肉体を構築します。その後は加齢とともに体組織の秩序は失われていきます。皮膚には醜いアザやシミができ、骨は脆くなり、神経細胞にはアミロイドβなどのゴミが蓄積して認知症を発症します。

がんも加齢に伴って増加する病気です。がんは細胞の無秩序な増殖という形で個体から大量に負のエントロピーを奪い、担がん個体を崩壊させます。そうやってすべての生物は最終的に負のエントロピーを取り込むことができなくなり、恒常性を維持できずに死を迎えるのです。

生物も非生物も、いずれは崩壊する運命を辿りますが、死があるのは生物だけで、非生物に死はありません。生物はエントロピー増大の法則に逆らい、生命活動によって能動的に個体の崩壊を阻止しています。一方の非生物は、なすすべなくエントロピーを増大させ、自分の力では崩壊を食い止めることはできません。

すべての生物は常に何らかの損傷を受け、崩壊の危機に曝されています。温度変化、水不足、酸素不足、エネルギーの枯渇といった外部環境の変化や、外敵の侵入、物理的衝撃などが個体の恒常性をかく乱し、崩壊に導きます。損傷の程度が軽ければ、恒常性を保つための生命活動が損傷を元に戻し、個体の崩壊を防ぎます。個体の崩壊が元に戻らない不可逆的な生命活動の停止、いわゆる「point of no return」の状態が「死」です。

個体の崩壊が元に戻らない状態は生物種によって大きく異なります。単細胞生物は外部環境の変化に弱く、寿命に至る前にほとんどの細胞が死んでしまいます。多細胞生物では、個々の細胞が相互の助け合いによって守られ、寿命を全うするチャンスが大きくなっています。もちろん、寿命の長短は個々の細胞で異なります。白血球の一種で、細菌と戦う細胞である好中球の寿命は10時間程度です。一方、脳の神経細胞の寿命はその個体の寿命とほぼ同じです。脳の神経細胞は、個体が脳卒中、脳腫瘍、アルツハイマー病などの病気や頭部外傷などの外的損傷を被らなければ個体が死を迎えるまで生き続けることができます。

千の風になって

どんなに秩序ある構造を持った物質も、非生物は時間とともに姿、形が変化します。水素や、酸素や炭素などの秩序ある結合状態を長く維持できるのが生命です。生命は非生物のようにその構造が簡単に崩壊しません。それを可能にしているのが古いものを新しいものに入れ替える「新陳代謝」という生命活動です。そのために私たちは呼吸をしたり、食べたり、飲んだり、排泄したりしています。しかし、新陳代謝だけでは構造の劣化を永遠に食い止めることはできません。長年の新陳代謝の結果として老廃物が蓄積し、構造物の変質を招いてしまいます。これが動脈硬化や認知症に代表される老化です。

生命が秩序ある構造を保つために最も重要なことは、崩壊後も同じ構造の物質が残せるようにその設計図を遺伝子としてコピーしておくことです。細菌などの単細胞生物では、全く同じ遺伝子をコピーして新たな生命を作り出す無性生殖が行われ、人間をはじめとする多くの多細胞生物では、雌雄が半分ずつ遺伝子を提供して子孫を残す有性生殖が行われます。

人間が死を受け入れることができるのは、子孫を残すことによって生命の永続性が担保されているからです。私たち一人ひとりはやがて崩壊しますが、「千の風になって」宇宙空間を吹きわたり、次の命に引き継がれているのです。

2. 死の定義

生物にとって死とは「不可逆的な生命活動の停止」と定義されます。それでは、人の死はどのように定義されるのでしょうか。人間にとっての最大の悲劇である「死」については現在でも明確な定義が確立されていません。

わが国では、1968年に不透明な脳死判断に基づいて行われた心臓移植に対する反省を踏まえ、「人の死とは何か」という議論が長年にわたり続けられました。1997年にようやく臓器移植法が成立し、脳死からの臓器移植再開への道が開かれました。「臓器移植法」では、脳死は「脳幹を含む全脳の機能の不可逆的停止」と定義されています。しかし、それは「脳死は人の死である」と人の死を定義したものではありません。脳死はあくまでも医学的に認められた診断基準の一つに過ぎないのです。

死の診断基準を見直さなければならなくなった背景には臓器移植の問題があります。臓器移植が末期患者における治療手段として取り上げられるまで、医療現場では死とは呼吸が止まり、心臓の鼓動が停止し、瞳孔が開くといった肉体的変化が明らかとなった時を「死亡」と宣告していました。ところがほとんどの場合、死亡宣告がなされた時点で不可逆的な障害を受けているのは脳の神経細胞だけで、心臓、肺、肝臓、腎臓といった重要臓器はまだ生きています。脳の神経細胞は、大量の酸素とエネルギーを必要とするので、心停止によって血液の循環が止まれば約5分で不可逆的な障害を受けます。一方、心臓、肝臓、腎臓の細胞が不可逆的な障害を受けるのは約30分～1時間くらいです。臓器移植では臓器の Viability（生存能）を保つことが、手術の成否を決める上で重要です。心停止後ただちに冷却保存などの処置がとられた場合には、心臓、肺、肝臓、腎臓は数時間程度 Viability を保つことができます。

運転免許証や健康保険証、マイナンバーカード（個人番号カード）には臓器提供意思表示欄があります。これは、脳死あるいは心臓停止後の死に臨んで臓器提供の意思があるか否かを確認する同意書です。

「死後、臓器を提供する、しない」は最終的に個人の決断に委ねられます。臓器提供を申し出る人が人間的に立派で、そうでない人は劣っているということでは決してありません。臓器提供の是非は個人の死生観、倫理観や宗教によって異なります。「誰か人のために役立ちたい」と願っても臓器提供が許されない立場の人もいます。キリスト教の宗派である「エホバの証人」を信じる人々は輸血すら禁じられています。これらの人々は、手術や事故のため、出血多量で輸血しなければ助からない状況に陥った場合には死を選択します。臓器提供は単に愛や正義で論じられる問題ではないのです。

人の死をどのように定めるかは医学的にも非常に難しいテーマです。誰も死後の世界を経験したことはなく、死後に関する研究もできないからです。「思考したり、能動的に手足を動かしたりする脳の機能こそが、人が人であるゆえんだ」と考える人にとっては、脳死は合理的な人の死として受け入れることができます。

すべての細胞が完全に生命活動を停止するまでは「死」ではないと主張する人がいるかもしれません。人の体を構成する細胞レベルで見れば、死亡宣告がなされた後もほとんどの細胞は生きています。わが国の法律では死亡診断後24時間は火葬ができないことになっています。これには、死亡の誤診を防ぐ目的があります。死亡診断を医師の診察のみに頼っていた時代には、心臓がまだ動いているにもかかわらず、血圧が低下して脈が取れないため死亡と診断し、しばらくして血圧が回復して息を吹き返すということがしばしばありました。医療技術が進歩した現在ではそういう事例はまずありませんが、死亡診断後24時間という時間は、すべての細胞が完全に生命活動を停止するために必要な時間です。

3. 死と向き合う

とどまらない生への執着

人間の生への執着はとどまることを知りません。人体冷凍保存は、現在の医療技術で治療が不可能な人体を死後に冷凍保存する生命延長法です。未来の医療技術が進歩することに夢を託し、蘇生する技術が完成した時点で解凍、治療しようという考え方として注目されています。

ロシア、モスクワから北へ2時間ほどの距離にある小さな白い倉庫には、再び生を得る日を待ちわびる56人の遺体が収められています。遺体は完全に血液を抜かれ、マイナス１９６℃の液体窒素に逆さまに漬けられた状態で、１００年先まで保存されます。遺体の多くは、自然死を迎えた高齢者のもので、ほとんどが生前にこうした処置をしてほしいと希望していた人々ですが、一部には本人の死後、家族が愛する人のために高額のお金を支払って、遺体を冷凍保存したケースもあります。保存期間は基本的に１００年で、22世紀の科学の進歩状況によっては延長される可能性もあるそうです（「インドネシア　亡き家族と暮らす人々」より引用）。死後もこの世に肉体を残したいという思いは、古今東西変わることのない人間の切ない願いです。

尊厳死と安楽死

死の定義は人類が永遠に定めることができない倫理的な問題です。人の一生はただ一度だけであり、その一生にいつ幕を引くかは個人の人生観や死生観に委ねられます。多様な生き方がある以上、多様な死に方があってもいいと思います。

わが国では終末期医療の在り方が問われています。人間にとって「死」という人生最後の大仕事に立ち向かうことは、生きることと同じくらいに大切です。よりよく生きることと、よりよく死ぬことは表裏一体だからです。葉が紅葉という形で自らの死を飾るように、使命を為し終えた人間が、尊厳を持って臨める死があるはずです。尊厳とは人間が人間である証です。

「人はどんな貧困にも耐えることができるが、侮辱だけは耐えることができない」と言われます。「いじめ」によって自殺するのは人としての誇りと尊厳が傷つけられるためです。人が尊厳を失うことは死ぬよりも辛いことなのです。

人が尊厳を保ったまま最期を迎えるのが「尊厳死」です。最近では尊厳死に加えて、無意味な延命治療を避けるという意味で「平穏死」という言葉も使われています。どちらも、可能であれば本人の意思に基づいて、もし意思表示が困難な場合には医師と家族が十分に話し合い、自然な最期を迎えることができるよう最善を尽くす終末期医療です。最善を尽くすと言うと、あたかも濃厚治療を継続するように受け取られますが、そうではなく、治療は中止して看護や介護を集中的に行うケアが目的です。

人生の最期に臨んで如何に死ぬかを決めることは人間に与えられた特権です。不治の病、重度の認知症や老衰で回復不能な状態に陥った時に無意味な延命治療を長く続けることは人間としての尊厳に関わることです。何が無意味な延命治療なのかを定義することは大変難しい問題です。それは、人それぞれの人生観、価値観、死生観や倫理観に委ねられるからです。終末期医療に従事する有識者の多くは、「無意味な延命治療」を「回復の見込みがない不可逆的な状態で生かされること」と定義しています。

私は大学病院に勤務していた頃、心筋梗塞で心停止となり、不可逆的な脳障害で搬送された患者さんの最期を看取ることがしばしばありました。そのような患者さんに対しても、患者さん自身の意思表示がなければ、延命のために無意味な人工呼吸や強心薬の点滴が行われるのが普通です。もし延命処置をしなければ、もっと安らかに、また外見も美しく亡くなられるのではないかと残念に思うことがありました。しかし、患者さんの意思表示なく延命処置を中止すれば、たとえ家族の承諾があっても責任を問われることがあります。ほとんどの延命治療は、医療サイドも仕方なくやっているのが現状です。

リビング・ウィル

無意味な延命治療を回避するために、具体性を持って、患者さん自身が終末期の医療を取捨選択する自由が与えられるべきであるという認識が高まっています。その権利を行使するためには、健康なうちに、そして理性的な判断ができるうちに、死に臨んでの希望を文書として残しておくことが必要です。治療に際してインフォームド・コンセント（医師が患者さんに十分に情報を提供し、それを患者さんが理解した上での合意）があるように、終末期医療にも事前の意思表明書（リビング・ウィル）が求められています。

リビング・ウィルとは、死に臨んで延命措置を希望するのか、延命措置を希望するとすればどの程度なのか、ということを文書で明確に意思表示することです。もちろん、最終的に本人がその意思を撤回して別の終末期医療に切り替えることは自由です。

リビング・ウィルは少子高齢社会に生きる高齢者が果たすべき義務の一つではないかと思い

ます。アメリカでは約半数の人がリビング・ウィルを表明していますが、わが国ではわずか0・1%に過ぎません。死と向き合うことが苦手な日本人の国民性が現れています。しかし、尊厳死を望むのであれば、もっと勇気を持って人生の終焉について考えなければなりません。リビング・ウィルは患者さんの尊厳死を補償する法的な砦です。リビング・ウィルは残された遺族のためでもあります。リビング・ウィルに関しては、愛知県がんセンター名誉総長である大野竜三先生がその著書『やすらかな死を迎えるためにしておくべきこと』においてわかりやすく解説されています。すでにご高齢である方、またこれから高齢者の仲間入りをされる方も、是非リビング・ウィルの理念をご理解いただき、これに賛同していただけることを願っています。

安楽死や尊厳死について議論を深める

安楽死と尊厳死が同じ意味で用いられることがありますが、厳密には異なった死の迎え方です。尊厳死はあくまでも自然な最期ですが、安楽死は人為的に生を終わらせる意味を含んでいます。オランダでは積極的安楽死が合法化されています。「要請に基づく生命の終焉並びに自殺幇助法」です。施行条件は「患者本人の意思、耐えがたい苦痛の存在、病状回復の見込みがない、病状と予後についての詳しい説明、他に手段のないことを患者とともに確認、複数の医師の関与」と定められています。わが国では積極的な安楽死は法的に認められていません。安楽死はともすれば生命軽視に繋がる危険性を孕んでいるからです。超高齢社会を迎え、わが国でも医学界や法曹界を含めて安楽死や尊厳死について議論を深める時期に来ています。

4．死と宗教

仏教と輪廻転生

人間を含めてあらゆる生物には寿命があります。私たちが「不老不死」を願うのは寿命があるからにほかなりません。「不老不死」は人類の切ない願いです。すべての宗教は死にまつわる苦悩を癒すために生まれました。

仏教に「生老病死」という言葉があります。「生」（しょう）とは　この世の中の命には必ず始まりがあるということ。命は生まれてくるものだということです。「老」（ろう）とは　命あるものは必ず年齢とともに変わっていかねばならないということです。「病」（びょう）とは　命あるものは時として命に関わるような病気とも向かい合わねばならない時があるということです。「死」（し）とは　命には必ず死という終わりがあるということです。

仏教には、人間は何度でも生まれ変わり、苦しみと迷いの旅を果てしなく続けていく「輪廻転生」という考えがあります。釈迦は、「宇宙は無限に生まれ変わる」という宇宙の営みの根幹をすでにご存じだったのかもしれません。輪廻転生の思想をもとに「人は現生が終わったら、また次の生を受けるのだから、次により良い生を受けるように、今生に善いことをしておこうと努力しなさい」という仏教の教えが生まれたのです。

キリスト教、イスラム教と「死後の復活」

キリスト教の死生観は、仏教のそれとは異なります。仏教では来世、つまり次の宇宙で生まれ変わるという教えなのに対して、キリスト教では死後、天国で肉体が復活するという教えです。キリスト教の聖書によれば、「死は自然の結果ではなく、人間の罪の結果なのである」と記されています。キリスト教では「死とは本来、命の源である神様との関係が断絶状態」にあると考えられています。ですから、イエス・キリストを信じることによって神との関係が回復されたクリスチャンにとって、死は取り返しのつかない終末ではなくて、新しい命の始まりになるのです。イエス・キリストが十字架上の死を乗り越えて復活したように、「死後に天国で先に亡くなった愛する人たちと再会し、ともに神の無限の愛に包まれて生き続ける」という希望がキリスト教信者の心を支えています。

イスラム教もキリスト教と同様に死を人生の終わりとは考えません。死は通過点に過ぎず、イスラム教を信じる者は復活できるのです。「死に際して一度は肉体から離れた魂が、この世の終末の日に神の審判と救済を受けるため、再度生前の肉体と結び付いて復活する」という教えです。イスラム教では、死は愛する者との一時の別れであり、アッラーの神の審判の日に再びよみがえり、神が許すのであれば、再び終世または来生で家族と再会することができると信じられています。

仏教、キリスト教、イスラム教のいずれの宗教にも共通している教えは、「死は終わりではなく、次の生への始まりに過ぎない」ということではないかと思います。

がん細胞は永遠に分裂を繰り返して生き続けることができます。不死のがん細胞を先祖に持つ人類は誰も自分がこの世から消えてなくなる存在であることを受け入れたくないのです。

5．種の保存と寿命

「性」と「寿命」

人間が不老長寿を願うのは、生物が寿命を獲得したからにほかなりません。なぜ、生命進化には人間の苦悩の原点とも言える寿命が必要だったのでしょうか。

生物に寿命を与えることになったきっかけは、アーキアとαプロテオバクテリアとの共生に始まる生命進化です。生物が進化と引き換えに寿命という限りある生を受け入れたのは、未来に安定的に子孫を残すためでした。生物にとって子孫を残すことが生きるための究極の目的です。生物は進化の過程で常に子孫を残せる確率が最も高い方法を選択しました。それが「性」と「寿命」です。

無性生殖と有性生殖

原始的な生物（細菌などの単細胞生物）には寿命がありません。ウイルスや細菌は自らの遺伝子をコピーしてクローン（遺伝的に同一である細胞や個体の集合）を作ります。これは、無性生殖と呼ばれています。

ウイルスは細胞に感染することによって子孫を増やします。ウイルスが生きる術は、宿主の免疫系によって退治されるか、宿主が死に至る前に別の細胞に感染する以外にありません。

ウイルスの中には遺伝子を変異させて変装し、宿主の免疫系からの監視を逃れて増殖を続けるしたたか者もいます。新型コロナウイルスもその１つでした。２０１９年以前に流行ったコロナウイルスは、いわゆるカゼを引き起こすウイルスの一種で、多くの人がすでに抗体を持っていました。しかし、新型に対する抗体は誰も持ち合わせていなかったのであのような大流行になり、肺炎に進展して重症化する人も多く見られたのです。

無性生殖は、有性生殖と比較して、手っ取り早く子孫を増やすには効率的な方法です。しかし、無性生殖によって個体を存続させていくことは、種の保存に壊滅的な打撃を与える可能性があります。クローン生物の集団では、遺伝的多様性が失われ、環境の変化や天敵の存在などで絶滅の危険性があるのです。天然痘のようなＤＮＡウイルスは変異しにくく、遺伝的多様性を獲得できないのでワクチンや特効薬の開発によって根絶しやすいウイルスです。一方、コロナウイルスやインフルエンザウイルスのようなＲＮＡウイルスは変異しやすく、多様化するので、制圧するのが困難なウイルスです。

もう１つの生殖法は、人間など多くの多細胞生物が行っている有性生殖です。男女がお互いの遺伝子を交配させ、遺伝子の半分ずつを次の世代に残していく方法です。有性生殖は遺伝子を交換することによって、どのような環境にでも適応できる多様な遺伝子を後世に引き継ぐことができます。生存が困難な世の中を生き抜いていくためには無性生殖よりも有性生殖の方が適しているのです。例えば、単細胞生物である酵母は栄養が潤沢に存在する時には無性生殖によって子孫を増やそうとします。その方が子孫を残すためには効率的だからです。しかし、食べ物がなくなり生存が脅かされるような状況になると、酵母は有性生殖に切り替えて生存を図ります。酵母は食糧が不足した環境で安定的に子孫を残すための戦略として、繁殖効率が悪くても有性生殖を選ぶのです。

生存確率を高める遺伝子の多様性

有性生殖では、致死的なウイルスが出現しても感染することなく生き延びる人たちが出現する可能性があります。事実、エイズウイルスが体内に侵入してもリンパ球がその受容体を持たないために感染しない人々がいることが確認されています。ですから、どんなに致死的なウイルスが蔓延しても、それが原因で人類が滅亡する可能性は低いと考えられます。人間の数だけ遺伝子が存在するというゲノムの多様化が「種の保存」をより確実なものにしているのです。

有性生殖による遺伝的多様性の保持が最終的に種の繁栄をもたらすことは人間社会でも当てはまります。無性生殖のようにすべての国民が1つの方向に突き進む全体主義は、ある一定期間に限れば爆発的な成長をもたらします。少数意見を排除し、国民が一丸となって同じ方向に進んだ方が国家の繁栄にとっては効率的です。しかし、所詮それは一時的な繁栄に過ぎません。全体主義国家では主義、主張、多様性が認められず、社会にひずみが生じても、それを軌道修正しようとする勢力は弾圧されてしまいます。その結果、全体主義国家は一気に没落する運命を辿ります。第二次世界大戦で、一時は世界を席巻したナチスドイツや日本が、結局は滅亡寸前にまで追い詰められたという歴史的な事実がそのことを物語っています。共産党一党支配で全体主義を押し進めている中国も何かのきっかけであっけなく終焉を迎えるかもしれません。

一方、民主主義国家は多様性を容認するがゆえに、ばらばらの方向に進みがちで社会が1つにまとまらず、なかなか成長しません。しかし、民主主義を貫く限り、どのような事態に陥ろうとも、その状況に対応できる政治勢力が台頭し、国家を立て直して生存し続けることができます。

遺伝子を引き継ぐ命のリレー

有性生殖は多彩な遺伝子を生み出し、過酷な環境でもより高い確率で子孫を残すことができます。しかし、有性生殖では個体の細胞の中で永遠に生きることが許されるのは雌の生殖細胞、すなわち卵子だけです。

蜂の世界では群れの中で女王蜂だけが生殖能力を持っています。働き蜂はすべて女王蜂の娘ですが、産卵能力はありません。母である女王蜂の遺伝子を後世に残すべく、一生懸命に働いて女王蜂を守っています。その理由は、働き蜂の細胞も女王蜂の卵細胞も全く同じ遺伝子からなる、いわばクローンだからです。働き蜂が自らの遺伝子を安全に残すために、女王蜂の卵子が無事成熟するように護衛の仕事に専念することが、働き蜂にとっても子孫を残すベストな戦略なのです。

ほとんどの多細胞生物は蜂の世界と同様なしくみで子孫を残しています。多細胞生物で女王蜂に相当するのは卵子です。卵子のみが個体の遺伝子を残していくことができます。卵子と同じ遺伝子を有するそれ以外の細胞は、子孫に遺伝子を引き継ぐために個体を守り、成熟させることだけを目的に生きています。成熟した個体の卵子はやがて受精します。受精卵は個体へと発育し、成熟した個体の卵子が再び受精して次世代の個体が形成されます。多細胞生物における生命のリレーでは、生殖細胞に託された遺伝情報だけが脈々と子孫に受け継がれ、それ以外のすべての細胞は一世代で影も形もなく消滅するはかない運命を辿ります。多細胞化した生物は、子孫がよりよく生きるため、有性生殖のトレード・オフ（代償）として「限りある生」、すなわち「寿命」を受け入れることを余儀なくされたのです。

「世界に一つだけの花」

妊婦の血液から胎児の染色体異常を推定する新型出生前診断の是非が議論されています。重篤な遺伝子疾患や染色体異常を持った胎児を妊娠早期に発見し、両親の希望があれば中絶を検討するための検査です。また、受精卵の段階で遺伝子を操作することによって、胎児や生後に出現するさまざまな疾患を予防することも可能になっています。

受精卵の段階での遺伝子操作は、個体の容姿や身体能力を変えることができます。しかも、受精卵の段階で遺伝子を操作すれば、編集された遺伝子は代々受け継がれます。しかし、受精卵の段階での遺伝子操作は生命倫理の観点から制限されています。それは、40億年にわたって自然選択的に編集された遺伝子を人為的に突然変異させる行為が人類を不幸にしかねない可能性を孕んでいるからです。

人という個体が遺伝学的に多様性を示す中においては、遺伝子のいくつかは疾患や異常として体に現れ、あるものは身体的異常も疾患も表現しないというさまざまな体への表現としての様態が混在します。この偶然の割り振りで運命づけられた遺伝学的多様性を人類という生物種は世代を経ながら継承しています。それが自然の摂理です。この地球上に百万種以上の動物が暮らしているのも、何十億年もの間、自然の摂理に従って遺伝子が突然変異を重ねてきたからです。

障害の有無や人種などを基準に人に優劣をつけようとする優生思想は「生産性がなければ生きる価値がない」という差別的な考えに結び付きます。しかし、現代社会で是とされる人生の価値観が未来永劫にまかり通るとは限りません。「百万年後、１億年後の人類にとって本当に有益な遺伝子とは何か」など、現代を生きる私たちには想像もつかないのです。

失われた遺伝子は二度と元には戻りません。今の繁栄しか眼中にない狭い価値観で遺伝子の良し悪しを判断してはならないのです。遺伝子で人間を差別するよりも、どんな遺伝子を持った人でも幸福に生きられるような社会を作ることの方が大切です。

この地球上には、異なった遺伝子が住む人間の数だけ存在します。すべての人が生命進化の頂点に立つナンバーワンであり、唯一無二のオンリーワンです。誰もが他人にはない遺伝子を持っています。その遺伝子に隠された長所や才能といった花を咲かせることに一生懸命になればいいのです。

6. 生と死のプログラム

犠牲死のプログラム「アポトーシス」

有性生殖はさまざまな環境に適応しうる多様な遺伝子を生み出しましたが、一方では自らの生をも犠牲にする利他的な遺伝子のシステムを作り上げました。有性生殖は雌雄の生殖細胞が合体してできた受精卵に「アポトーシス」という自死のプログラムを組み込んだのです。

アポトーシスとはギリシャ語で「アポ＝離れる」、「トーシス＝落ちる」という意味ですが、プログラムされた死、programmed cell deathとも呼ばれています。アポトーシスは個体の正常な発育に不可欠です。アポトーシスは、正常な細胞がその宿主である個体を守るために必要以上に分裂、増殖することを抑制し、周囲の細胞に害を及ぼす可能性のある時は自死する機構です。60兆個もある私たちの体の中の細胞がめったにがん化しないのも無制限に分裂する能力を獲得した細胞がアポトーシスで排除されるからです。

アポトーシスは、ミトコンドリアの命令によって発動されます。ミトコンドリアが細胞に対してアポトーシスを宣告する状況は次の2つです。1つは、細胞を取り巻く環境の悪化によりミトコンドリアの生存が脅かされた時です。もう1つは宿主の細胞を犠牲にしてでも他の細胞や個体を助けなければならない時です。がん化は多細胞生物にとって最大の脅威です。ミトコンドリアはがん化しようとする細胞を自死に追い込んでがんへと進展するのを未然に防ぎ、個体に暮らす同胞の命を守ろうとします。

ミトコンドリアによるアポトーシスの第一段階は、シトクロームｃの放出です。シトクロームｃはミトコンドリア電子伝達系の構成要素で、正常では電子の授受に関わっていますが、アポトーシスの司令が発動されるとミトコンドリアから切り離されて細胞質に移動し、キャスパーゼと呼ばれるタンパク質分解酵素を活性化してＤＮＡを切り刻みます。その結果、ＤＮＡは断片化され、細胞膜や細胞質は保たれたまま細胞は縮小し、炎症細胞の一種である貪食細胞（マクロファージ）によって処理されます。細胞がアポトーシスで死ぬ時は、細胞の内容物が外に漏れ出すことはなく、周りの細胞に迷惑をかけることはありません。

アポトーシスは、秋になって葉が寿命を迎えて紅葉し、自然に落ちるようにプログラムされた静かな死です。地球上の資源は限られています。動物であれ、植物であれ、無限に生き続けることは許されません。子孫を残すまでに成長した個体は、アポトーシスのスイッチがオンに切り替わり、生物としての役目を終えることになります。アポトーシスによって寿命を終えることは、次世代に命を繋ぐことなのです。

無念の事故死「ネクローシス」

細胞死にはもう１つの形態である「ネクローシス＝壊死」が存在します。アポトーシスはミトコンドリアの能動的な行為ですが、ネクローシスはミトコンドリアの機能停止に伴う受動的な命の終焉です。

ネクローシスは、酸素欠乏に陥ったミトコンドリアが細胞内のエネルギー通貨であるATPを産生できなくなるために起きます。細胞が正常な機能を営むためには、防波堤である細胞膜がATPを使って外から入ってくる余分な水やミネラルを汲み出す必要があります。ネクローシスではATP不足でその防波堤が機能せず、細胞外から水が流れ込んで細胞は膨れ上がります。その結果、細胞膜は破れて内容物が漏れ出し、周辺組織に炎症を起こします。炎症は、周りの罪のない細胞にも被害を及ぼし、さまざまな病気の引き金になります。最近の研究から、炎症は動脈硬化、がんや老化とも密接に関連していることが明らかにされています。

ネクローシスは夏に台風が来て、まだ青々とした葉が、突風などによって無理やり枝から引き離されるような事故死（accidental cell death）です。事故といっても交通事故ではありません。心筋梗塞のように、心筋を栄養する血管が詰まり、元気な心筋細胞が予期せず酸素の供給を断たれ、命を奪われる理不尽な死です。これまで個体のために一生懸命働いてきた心筋細胞は、個体の好ましくない生活習慣によって患った心筋梗塞の犠牲になって突然命を落とす運命にあるとは夢にも思っていなかったはずです。無念の叫びが聞こえるような非業の死です。

胎児の発育と死のプログラム

個体発生の途中でも死のプログラムが発動され、それぞれの種に特異的な個体の発育が担保されています。人間の受精卵は個体を形成していく過程で魚類から人類に至るまで進化の歴史を辿ります。その間にそれぞれの種にとって不必要な器官はアポトーシスで消滅していきます。例えば、オタマジャクシの尾は成長するとなくなってしまいますが、この時の尾の細胞死は予め遺伝子によってプログラムされています。

人間の場合も、母親の子宮の中で胎児の身体が出来上がっていく過程でこのプログラム細胞死が必要です。胎児の手や足は、指の股にあたる部分に最初は水掻きがついていますが、これを構成する細胞がやがてプログラム細胞死を起こして正常な指が形成されていきます。死のプログラムが正常に作動しなければ奇形を生じることになります。

生殖と死のプログラム

哺乳類以外の多くの多細胞生物は、繁殖という行為にすべてのエネルギーを注いで死んでいきます。限られた資源を子孫に温存するため、これらの生物では繁殖行為とともに寿命が訪れるように遺伝子がプログラムされているからです。

鮭は川で生まれた後、海に下ります。海洋の豊富な餌を捕食することで、繁殖に適した大きな体になり、淡水で成熟した個体より多くの卵を産むことができるのです。成長した鮭は絶食状態で川を遡上し、産卵に残りの全エネルギーを使い果たして息絶えてしまいます。産卵とともにエストロゲンという女性ホルモンの分泌が停止するためです。鮭の回帰には青春から瞬時にして死へと突き落とされる運命のシナリオが用意されているのです。人間ではエストロゲンの分泌低下に伴って更年期は訪れますが、老化は緩徐にしか進行しないようにプログラムされています。

繁殖を終えて死のプログラムが発動されるのは雌だけではありません。チャアンテキヌスというカンガルーの仲間の雄は、生殖後1年足らずで死んでしまいます。交尾期は短く1回しかありません。この期間中、雄は精巣を大きく発達させて、数週間にわたって求愛し、交尾しますが、その後ポックリと死んでしまいます。ところが、もしこの雄が交尾期以前に去勢されていれば、何ヶ月も長く生きられるのです。

人間社会においても、去勢が寿命に及ぼす影響についてたくさんの情報が残されています。去勢された男子の存在は、ローマ教皇聖歌隊のカストラートやオスマン帝国のハーレムの番人から中国の紫禁城の宦官まで、人類史上いたるところで確認されています。そういった歴史を紐解くと、去勢された男子は長命であることがわかります。例えば、14世紀末から約5百年にわたる李氏朝鮮時代の貴族たちの系譜を調べると、去勢された宦官の方がそうでない男性よりも長生きしています。李氏朝鮮時代のこのデータによると、大半の男性は王や王族を含めて、40代後半から50代前半で亡くなっていました。しかし去勢された宦官は平均して70歳まで生きていたということです。結局、人間を含めて動物は、雌も雄も繁殖にコストを割くと長生きできない宿命を負っているのです。

飽食と死のプログラム

「食」という生物にとって不可欠な生命活動も死のプログラムを発動させます。成長期には必要な食も、繁殖年齢を過ぎると老化を早める行為になるのです。私たちは、一生の間に食べられる量が決められています。飽食の人が短命なのは、限られた資源を維持するために自然が定めた摂理の一つです。

生命は自らが生きるための資源と、子孫を残すための資源を上手く配分して進化してきました。人間を含めすべての生物の体は、子孫を残すまでは資源を消費することに寛容です。それ以後は過度な長寿に伴う資源の無駄遣いを避けるようなシステムを作っています。本来、私たちの寿命にはいたずらに長生きしないための「抑制」がかかっているのです。

多くの生物は限られたエネルギーを子孫に残すため生殖とともに生を終える宿命にあります。繁殖期以後、食を許されているのは人類を代表とする哺乳類だけです。哺乳類には「子育て」という特典が与えられているからです。特に人間は子育てが終了した後でさえ、何十年というおまけの寿命がついています。しかし忘れてならないことは、後生殖期にはエネルギー配分を少なくしたプログラムが組まれていることです。飽食が寿命を縮めるように遺伝子がセットされているのです。

7．自然の摂理とは

自然の摂理を守らせるミトコンドリア

宇宙は多様な生物を末永く繁栄させるため自然の摂理を定めました。自然の摂理とは「有害な遺伝情報を子孫に伝えないこと、勝手気ままに増殖しないこと、資源を無駄遣いしないこと」です。正しい遺伝情報を後世に残していくためには、古くなって傷のついた遺伝子は個体ごと消去しなければなりません。突然変異によって不死化の遺伝子を獲得したがん細胞も、無秩序に増殖して個体を破壊する前に排除する必要があります。繁殖や食という生物にとって普遍的な欲望が死に繋がるのは「勝手気ままに増殖しない、資源を無駄遣いしない」という自然の摂理に適っているのです。自然選択は自然の摂理に従って生きる生物だけを進化させてきました。

自然の摂理を無視して自滅するがん細胞

ところが、何かのきっかけで自然の摂理を無視して分裂、増殖に歯止めのかからない細胞が出てきます。これががん細胞です。がん細胞は、細菌と同様に、何度分裂しても寿命が来ない不死化した細胞です。ここで言う「不死」とは、その細胞自体が死なないという意味ではなく、細胞が分裂の永続性を保持しているという意味です。

がん細胞は試験官の中では永遠に分裂し続けます。しかし、がん細胞は、個体の中で無秩序に増殖することによって正常細胞の機能を障害し、個体の崩壊とともに自らも死に至らしめます。がん細胞は抑えのきかない傍若無人な振る舞いによって自滅しているのです。

突然変異とがん化

ミトコンドリアと細胞との関係は国民と国家との関係に似ています。国には国家権力から国民を守る憲法があるように、細胞にはがんから個体を守るために制定された憲法があります。細胞の憲法は遺伝子に組み込まれています。細胞が個体の利益のために正しく機能を果たすための拠り所が遺伝子です。国民であるミトコンドリアは遺伝子が定める憲法に基づき、細胞ががん化しないように見張っています。もし細胞が憲法に反するような行いをすればミトコンドリアは直ちにアポトーシスの司令を発します。

がん細胞とは、自分にとって都合のいいように改憲（突然変異）して遺伝情報（法律）を変え、ミトコンドリアの活動（言論、表現の自由）を統制してアポトーシスから逃れ、勝手気ままに増殖を始めた細胞のことです。

がん細胞はアポトーシスから逃れるようにミトコンドリアを遠ざけ、黙らせています。事実、がん細胞内にはミトコンドリアの数が少なく、その機能は抑えられています。がん細胞は、まるでミトコンドリアと共生する前のアーキアに先祖返りしたかのようにミトコンドリアを嫌います。

がん細胞がミトコンドリアを嫌う現象はがんの診断に利用されています。正常な細胞は脳の神経細胞を除き、脂肪酸をエネルギー源として好気性代謝を行っています。がん細胞はミトコンドリアが行う好気性代謝に頼らず、主にブドウ糖を利用する嫌気性解糖（酸素を使わずにエネルギーを生み出すこと）でエネルギーを得ています。ですから、がん細胞はブドウ糖が大好きです。最近では人間ドックでＰＥＴ（Positron Emission Tomography ポジトロン・エミッション・トモグラフィー「陽電子放射断層撮影」）を用いてがんの早期発見が行われていますが、ＰＥＴはブドウ糖の放射性同位元素が取り込まれた細胞を検出する装置です。がん細胞はブドウ糖を大量に摂取するので、ＰＥＴで正常細胞と見分けることができるのです。

8．寿命の科学

最長寿命を決める「テロメア」

天寿とは天から授けられた寿命、すなわちその人が生まれた時に予め与えられていた寿命を指します。私たちの体を構成する細胞は、ある時期が来ると消滅するようにタイマーがセットされています。寿命は遺伝子にプログラムされていて、正常な細胞ではこれを延長することはできません。寿命を決める代表的な遺伝子がテロメアです。真核細胞（染色体を核内に閉じ込めて遺伝子を保護している細胞）の染色体にはテロメアという染色体末端を保護する役目を持つ構造物が存在します。

テロメアが存在することで、分裂した娘細胞にＤＮＡが正確にコピーされます。テロメアがなければ、生命の本質である正確な遺伝情報の継承は困難になります。異常な遺伝情報を抱えた細胞は細胞分裂を停止させ、自ら命を絶つアポトーシスという道を選びます。テロメアは細胞が分裂する毎に短くなり、ある一定の長さ以下に短縮すると細胞はミトコンドリアの命令でアポトーシスに陥ります。そのため、テロメアは「細胞分裂の回数券」と呼ばれています。

テロメアは老化と密接に結び付いています。老化とは「多臓器の機能不全が進行して、生活環境の変化やストレスに対して恒常性を維持できなくなる現象」と定義されています。加齢に伴って多臓器の機能不全が起こるのは、臓器を構成する細胞には寿命があり、細胞の数が徐々に減少するからです。

人の正常な細胞に寿命があることは１９６１年に、アメリカの医学者レオナルド・ヘイフリックによって明らかにされました。いわゆる「ヘイフリック限界」と呼ばれる生物学上の重要な発見です。人間の皮膚の線維芽細胞は約50回で分裂を停止することがわかっています。この50回という分裂回数が、この細胞の最長寿命になるという理論です。

「命のろうそく」に火を灯し続けるがん細胞

テロメアの短縮を阻止するのはテロメレースという酵素です。人の正常細胞の中でテロメレースを発現して無限に分裂することを許されているのは生殖細胞だけです。臓器を構成する分化した体細胞はこの酵素を欠いているため、分裂回数に限りがあります。血液を作る骨髄幹細胞、皮膚や消化管粘膜上皮細胞など再生系組織の幹細胞には弱いテロメレース活性があり、テロメア短縮を遅延させていますが、その分裂回数にはやはり限界があります。一方、がん細胞は不死化制御システムの監視の目をくぐり抜け、テロメレースの発現を促すように憲法を改正しています。そのため、がん細胞は遺伝子のコピーを永遠に作ることが可能です。がん細胞はテロメアという「命のろうそく」に永遠に火を灯し続けることができるように突然変異した細胞です。

人間の最長寿命は120年

人間の体細胞はテロメレース活性を持たず、誕生の時点で1万から1万5千塩基対あるテロメア長は、異なる組織であっても、およそ年間百塩基対ほど短くなっていき、細胞増殖の限界である5千塩基対に近づきます。これは、人間の最長寿命が120年ほどである事実とほぼ一致しています。人間の最長寿命は日本人の平均寿命が20歳に満たなかった縄文時代から今日まで変化していないと考えられています。しかし、人間が感染症などで早逝していた時代にはテロメアが寿命を左右するようなことはほとんどなかったに違いありません。人類にとってテロメアの存在が重要な意味を持つようになってきたのはごく最近のことなのです。

テロメレース活性を人工的に高めることによって人の寿命が延長するか否かは議論のあるところです。幹細胞や、ある種の体細胞の寿命はテロメレース活性を高めることによって延長すると考えられますが、結局はがんの発生を許し、個体の寿命は逆に短縮すると予想されます。

寿命はエラーの数だけ短くなる

ギネスに残る世界最高齢の記録はフランス人女性ジャンヌ・カルマンさんの122歳です。人間のテロメアの長さに鑑みれば、ジャンヌ・カルマンさんは最長寿命を全うしたことになります。

多くの人はなぜこの年齢まで生きられないのでしょうか。それは、私たちのDNAがテロメアによってプログラムされた寿命よりずっと以前にダメージを受けてしまうからです。細胞生物学者の高木由臣氏は著書『寿命論』でその理論を以下のように展開しています。生物は発生開始以降、遺伝子にはもちろん、細胞や組織にもさまざまなエラーが生じ、そういうエラーの蓄積にもとづく老化の結果としての寿命が「エラー寿命」であるという考え方です。「エラー寿命」はほぼ「平均寿命」となって現れます。日本人の平均寿命は女性約87歳、男性約80歳ですから、最長寿命と比較して30年以上短くなっています。この最長寿命と平均寿命の隔たりはエラーがもたらすと考えられるのです。

ＤＮＡは自身の複製や、主としてＤＮＡの遺伝情報を翻訳する役目を担うＲＮＡへの転写といった生命活動の必須課程で確率的に発生するエラーによって傷つきますが、ミトコンドリアが放出する活性酸素はその確率をさらに高めます。ミトコンドリアが大量に活性酸素を放出するような状況は、細胞の老化以外には飽食や運動不足で生活習慣病になった時です。

ＤＮＡの傷、すなわち突然変異に対して通常は細胞自身の高度な修復機能が働きます。ところが修復機構自体もエラーの対象となるため、膨大なゲノム（遺伝情報）と複雑なシステムを有する人の体が完全なエラーフリーの状態を維持することはできません。時間とともに正味の突然変異量が増加し、突然変異したＤＮＡから作られる異常なタンパク質が蓄積して、細胞は正常な機能を維持できなくなってきます。

エラーが蓄積した細胞は排除される

細胞に蓄積したエラーはアポトーシスをもたらします。その結果、失われた細胞を補うために周りの細胞の分裂頻度が高くなります。これはプログラムされた以上の速さでテロメアを短縮させることになります。人間の生存にとって不可欠な重要臓器を構成する細胞の多くがある一定の分裂回数に到達し、それ以上分裂できなくなると個体は生命を維持することができません。これが老衰です。

例えば末梢リンパ球の平均テロメア長は、早ければ60歳を過ぎる頃から分裂不能な長さにまで短縮するため、一部のリンパ球が増殖不全に陥り、免疫機能の低下や異常が起こる可能性があります。

メタボリックシンドロームのように常に内臓脂肪由来の炎症性サイトカインに曝され、活性酸素による損傷と修復を繰り返す血管内皮細胞では、分裂の頻度が亢進してテロメアが短縮し、血管の修復不全により動脈硬化が進行すると考えられます。

また、すべての細胞が与えられたテロメアによって規定された分裂回数を全うできるわけではありません。放射線や活性酸素によってＤＮＡに傷がつき、修復が困難と判断されれば、その時点で細胞はアポトーシスにより排除されます。失われた細胞を補うために残された細胞が分裂しなければならず、健常な細胞のテロメアが短縮します。このように仲間の死は、周りの細胞の寿命にも影響を与えます。

慢性肝炎では、常に一定の割合で肝細胞が死を迎え、肝臓の機能を維持するために残った肝細胞が分裂します。肝細胞の分裂、増殖が肝細胞死に追い付かなければ、失われた肝細胞は線維性組織で置き換えられ、肝硬変になります。やがて肝細胞の分裂が限界に達すると、一部の肝細胞は何としても生き延びようとアポトーシスを免れるように遺伝子を変異させ、テロメレースを発現して無限に分裂する能力を獲得するようになります。これが肝がんです。したがって、がんもまた、エラーに基づく老化の一つの発現様式です。

生活習慣に伴うエラー

心筋梗塞や脳卒中も、好ましくない生活習慣に伴うエラーが集積した結果引き起こされた動脈硬化によって発症します。

心筋梗塞では、動脈硬化を起こした冠状動脈が血栓によって閉塞し、心筋細胞への酸素と栄養素の供給が突然途絶えるため、心筋細胞は主としてネクローシスによって死にます。心臓には心筋幹細胞が存在し、これが増殖・分化して失われた心筋細胞をある程度は補填します。しかし、細胞分裂の亢進はテロメアを短縮させ、プログラムされた以前に心筋幹細胞は死を迎えます。また、ネクローシスで死んだ心筋細胞がもたらした炎症によって、周りの心筋幹細胞のＤＮＡが損傷を受けます。その結果、多くの心筋幹細胞はプログラムされた寿命以前に分裂できなくなります。そうなると、機能する成熟心筋細胞の数は次第に減少して心臓はポンプ機能を果たすことができなくなり、心不全に陥ります。

脳卒中は不可逆的な神経細胞の減少をもたらします。神経細胞もある程度再生能力のあることがわかってきていますが、神経細胞の再生が、脳梗塞などで広範囲に失われた脳の組織を補填することは期待できません。手足のマヒなどの日常生活に支障をきたす合併症が引き起こされることになります。

脳の細い血管が動脈硬化によって詰まることで起こる小さな脳梗塞をラクナ梗塞と呼びます。ラクナ梗塞はそれ自体が小範囲であっても、複数の箇所で頻回に起こると、多くの神経細胞が失われ、やがて脳血管性認知症へと進行していきます。

個人の寿命＝最長寿命引くエラー数

個人の寿命は、最長寿命からエラーの数だけ引き算した長さです。組織や細胞にエラーが集積した結果、がん、心筋梗塞、脳卒中といったアクシデントが発生すると、細胞寿命に関係なく個人の寿命はさらに短くなります。すなわち、細胞の寿命、ひいては個体の寿命を最長寿命よりも短縮させる要因は、活性酸素による酸化ストレスなどがもたらすエラーです。このエラーの数を増やすのが飽食、運動不足や喫煙といった好ましくない生活習慣なのです。

野球にも当てはまりますが、結局エラーの多いチームが負けるのです。そこで、守りを固める生活習慣、すなわち活性酸素によってＤＮＡを傷つけないことや、細胞の中に有害な物質を貯めない生活習慣が人生で勝ちを収める重要なファクターとなってきます。

9．寿命をポジティブに受け入れる

アポトーシスに学ぶ天寿

アポトーシスとは、生物が進化の中でそれぞれの種の生存様式を守るために、過剰にならず、不足にもならず、システム全体としてのバランスが保たれるようにミトコンドリアと細胞が協力して作り上げた生命の制御システムです。秋になって紅葉し、冬に落ち葉となって散っていくことは、植物がエネルギーを生み出すことができない冬の期間を生き抜いていく上で大切な利他的行為です。葉は春から秋にかけてその使命を果たし、冬に枯れ落ちることが、個体である木の越冬を助け、新しい生命の息吹に繋がっています。

動物の細胞におけるアポトーシスは異常な細胞を排除することが目的ですが、中には冬の落ち葉のように役目を終えた細胞が心も体も準備を整えて天寿を全うする尊厳死があります。例えば、胎生期には手の指の形成過程のみならず、さまざまな器官が現れてはアポトーシスによって消えていきます。それは、人間が誕生し、成長していくために不可欠な現象です。胎生期のわずかな期間しか生きることを許されない短命な細胞たちが胎児の正常な発育を支えています。胎児の細胞に無駄な「死」はありません。すべての生に意義があり、すべての死に意味があるのです。

動物の細胞は生まれてからも生死のドラマを繰り広げています。人間の体には約60兆個の細胞が存在し、毎日数千億個の細胞がアポトーシスによって死に、細胞分裂によってほぼ同じ数の新しい細胞に置き換わっています。細胞の寿命は千差万別です。腸粘膜の上皮や血液細胞は数日から数ヶ月の周期で頻繁に世代交代をします。一方では、神経細胞のように生涯にわたって個体に添い遂げる長命な細胞もあります。一部の幹細胞は、胎生期からその人が死ぬまで自己複製を繰り返しながら生き続けます。どの細胞も人間が健康に暮らす上でなくてはなりません。体の中で個々の細胞が果たす役割の重要性は、寿命の長短では決められないのです。

寿命は未来に命を繋ぐプロセス

人が老い、寿命を迎えるのは、自然の摂理に従っていたずらに長生きするのを抑制する憲法が効力を発揮する結果です。永遠に生きることを求め、不死化を制御する憲法を改正し、却って寿命を縮めているのががん細胞です。

私たちは「性」によって与えられた生命の連続性を担保するために、「抑制」の最終目標として「死」が余儀なくされています。寿命や死という不可避な現実を、「未来に命を繋ぐプロセス」としてポジティブに受け入れることができれば、人生の捉え方も少し変わってくるかもしれません。

第4章　人はなぜがんになるのか

1.　がんの正体

病気は細胞同士の戦争

人間は約60兆個の細胞からなる多細胞生物です。それらの細胞は、食べ物が潤沢にあり、外敵の侵入もなく平和な時はお互い協力し、助け合って生きています。

しかし、食料が不足して飢餓状態になり、病原体の侵入や環境の変化などに遭遇すると、細胞同士が争い始めて病気を発症します。コロナウイルスやインフルエンザなどの感染症はウイルスという体外からの侵入者と、白血球など免疫系との戦争です。これらのウイルスは気道や肺の細胞に寄生し、自らの遺伝子を増やしていきます。インフルエンザに関しては、すでに感染経験のある人や、予めワクチンを接種していれば、リンパ球が体の中にすでに抗体というミサイルを装備しているので、即座にウイルスをやっつけることができます。これに対して、未だ人類が遭遇したことのない新型コロナウイルスに対しては免疫系もなすすべがありません。

抗体ができるまでは、ただウイルスの侵略を黙って耐え忍ぶしかないのです。

がんは、無秩序な増殖能力を獲得した細胞が免疫細胞の監視を逃れて異常な増殖を始め、正常な細胞を破壊する病気です。ここでも、がん細胞と正常細胞、そしてがん細胞を退治しようとする免疫細胞との戦いが繰り広げられています。

自己免疫疾患は、免疫を担当する細胞が、本来は異物と認識しない自己の組織や細胞を非自己と認識し、これらの正常細胞を攻撃することによって発症します。アレルギー疾患も異物に対する過剰な免疫反応が引き起こす戦争です。

生命は、五感を発達させ、移動手段を身につけることによって、必要な時に必要な餌を手に入れる術を身につけてきました。しかし、すべての生物が限られた餌を求めて過酷な生存競争を繰り広げている限り、生物同士の争いは避けられません。弱肉強食、食物連鎖が自然のおきてとも言える地球上には、ほとんどの生物に捕食や寄生の対象となる天敵が存在します。

文明を進化させてきた人間は他の多くの生物と異なり、捕食されるような天敵は存在しません。人間にとって最大の外敵は目に見えない病原微生物ですが、これらの感染症も抗生物質やワクチンの発達により克服されようとしています。

がんは克服するのが最も困難な病気

人間の生命を脅かす最も恐ろしい病気はがんです。これほど医学が進歩した今日でもがんの原因は究明されていません。がんは早期発見が困難な上に、全身転移を伴う進行がんになれば、根治させることは極めて困難です。

こんなにがんを克服することが困難な理由は、がん細胞と正常細胞を見分けることが難しいからです。ウイルスや細菌などの病原微生物は免疫細胞によってすぐに異物として認識されます。また、細菌感染には抗生物質がよく効き、多くのウイルス感染症に対しては予防接種や抗ウイルス薬が有効です。一方、がん細胞は自己由来の細胞であり、姿、形や行動も正常細胞と似ているので、免疫細胞の監視の目を逃れる機会が多くなります。そのため、無秩序な増殖を許し、進行がんへと発育するのを見逃してしまいます。

進行がんに対しては抗がん剤を用いることが多いのですが、抗生物質と異なり、抗がん剤は正常の細胞をも攻撃するので重篤な副作用の発生が見られます。これほど医学が進歩した今日でもがんに対する特効薬はありません。

細胞の先祖返りとがん

がん細胞と正常細胞に大きな差がないのは、その生い立ちが共通しているからです。私たちの祖先はがん細胞でした。人間の体を構成するすべての細胞は、がん細胞から進化したものです。

今から約20億年前、生物が人間の体のように多細胞化する以前、地球上にはウイルスのような微生物と細菌を含めた単細胞だけしか存在しませんでした。単細胞生物の性質はがん細胞と同じです。がんが無秩序に増殖するように、単細胞生物も常に餌を求めて争い、十分な餌さえあれば無限に増殖します。すべての細胞は本能的に自らの生存と子孫の繁栄のために行動しています。がん細胞も人間の体の中で自らの生存と子孫を増やすことだけを目的に生きています。ですから、がん細胞に悪意はありません。がん細胞は正常細胞が先祖返りし、太古の生活様式を取り戻した姿に過ぎません。

がん化の引き金

私たちはめったにがんになりません。こう申し上げると読者の皆さんは驚かれるかもしれません。なぜなら、一生のうちに約半数の人ががんを発症すると言われているからです。がんは頻度の高い病気であると認識されていますが、この常識は改めなければいけません。実は、人間ではがんは奇跡的にしか発生しないのです。マウスは3年以内にほとんどががんで命を落とします。同じ哺乳類の人類は約１００年の寿命の中で半数の人ががんに罹ります。進化した哺乳類である人類ががんに罹りにくいのには訳があります。

約60兆個もある体の中のすべての細胞はがん細胞になる可能性を秘めています。体内では毎日数千個のがん細胞が発生しているとも言われています。それでも私たちがめったにがんにならないのは、細胞の勝手な増殖を許さないようにがん遺伝子が驚くほど厳重に管理され、ミトコンドリアを中心に細胞内が高度に民主化されているからです。また、たとえがん細胞が発生してもその増殖を許さない自衛組織、すなわち免疫システムが存在するからです。

　がんは人間にとって憎むべき病気ですが、がん細胞を責めることはできません。がん化の責任は多くの場合、私たち自身にあるからです。がん細胞は体の中が平穏な状態で発生することはめったにありません。細胞ががん化するためには何か引き金となる要因が存在します。それは、過度な成長刺激、加齢、喫煙、飲酒、肥満、ある種の病原体への慢性の暴露です。これらのストレスは細胞にとって生存に対する脅威となります。その結果、自らが生き延び、子孫を増やそうとする自然の反応としてがん化してしまうのです。皮肉なことにミトコンドリアにストレスが及ぶと、本来アポトーシスを誘導してがん化を食い止めるはずのミトコンドリアが活性酸素を放出して、遺伝子に突然変異をもたらし、がん化を後押しします。

　人間社会にも同様ながん化の引き金があります。ある国に経済制裁や武力による威嚇を加われば、その国は生き延びようとして国家の遺伝子に相当する憲法やそれに付随した法律を突然変異させて国家を統制し、武力を強化して抵抗しようとするでしょう。あるいは、自衛のためという大義名分で他国に侵略を開始するかもしれません。そのような状況では生存の危機に瀕した国民も戦争を支持します。かつて太平洋戦争を引き起こしたわが国がそうであり、現在もいくつかの国が同じような立場に立たされています。社会の分断や貧富の格差が進み、ストレスを抱えて苦しむ国民が増えるほどがん化する国も増えるのです。人類は戦争やテロを抑え込むのは武力ではないことを歴史の教訓から学ばなければなりません。

2. 生命進化とがん化制御

細胞同士の共生と多細胞化

生命進化の第一歩は、アーキアとα－プロテオバクテリアとの共生でした。しかし、次の生命進化のステップである「多細胞化」へと進むためには、乗り越えなければならない大きな壁がありました。生物にとって多細胞化が必要な理由は、生物は寿命が長くなければ子孫を安定的に残せないからです。細胞の寿命を延ばすには、細胞が役割分担をして、時々刻々変化する生活環境に適応し、餌を捕獲し、天敵から身を守ることが必要でした。つまり、体の恒常性を保つ細胞、餌を見つける細胞、餌を捕まえる細胞、その餌を消化する細胞などが一緒になって個体を形成することが求められたのです。

多細胞生物にとって最大の難問は個々の細胞をいかにして秩序ある増殖に導くかです。多細胞化には、細胞同士が争いをやめる必要がありました。細胞は自らの生存と増殖のため、餌を巡って本能的に他の細胞と争います。他の細胞と接触した時には、その細胞を倒してでも増殖を続けようとします。これでは、細胞同士が協調して多細胞化し、臓器や個体へと成長していくことはできません。多細胞生物では、子孫を残すという生命の究極の目的が細胞同士の戦争に歯止めをかける増殖制御装置の構築に繋がったのです。

がん化を防ぐ細胞内の民主主義

多細胞生物にとって最大の脅威はがんです。多細胞生物における生命進化は、がん細胞の出現を食い止めるための民主化の歴史でした。多細胞生物では個々の細胞はお互いに尊重し合い、助け合って個体を守っていかなければなりません。個体を守ることが自らの生存を保障することになるのです。そのため、正常な細胞の中はとても民主的なしくみになっています。

民主主義国家では三権分立の制度が確立されているように、細胞の中でも何かの権力が突出してくると、それを抑制する力が働きます。これは「negative feedback（負のフィードバック機構）」と呼ばれ、生体恒常性を保つために働く重要な調節機構の動作原理です。正常な細胞内では細胞の増殖を促す遺伝子と、これを抑える遺伝子が拮抗しています。前者ががん遺伝子であり、後者が増殖制御装置の一つ、がん抑制遺伝子です。

がん遺伝子は細胞の成長や分裂を促し、逆にがん抑制遺伝子は細胞が無秩序に増殖しないように監視する機構です。どちらの勢力が優っても細胞を秩序ある成長に導くことはできません。胎児はわずか10ヶ月の間に、1個の受精卵から60兆個の細胞からなる個体へと発育を遂げます。胎生期には、手のひらに水かきがついていたりして、不要な器官がたくさんできます。しかし、生まれるまでに不要な器官を形成する細胞は増殖を停止し、アポトーシスによって消滅します。

分化した体細胞を人工的に初期化させたｉＰＳ細胞もがん細胞同様、永久に増殖し続ける能力を有していますが、ｉＰＳ細胞はある時点で無制限な増殖をやめ、進化の方向性を示します。受精卵やｉＰＳ細胞では、がん遺伝子を活性化する情報と、細胞の無秩序な増殖を抑えて分化に向かわせる情報が巧みにコントロールされているのです。

がん化を監視するメディアの役割

細胞のがん化を抑える民主主義の一翼を担うのが、がん遺伝子の突然変異の情報をキャッチして核にがん化情報を伝え、がん遺伝子の働きを停止させるように働きかける細胞内情報伝達系です。個体が置かれた生活環境の変化、外敵の侵入やがん化の情報は細胞内情報伝達系を介して細胞のすみずみまで瞬時に正しく伝えられます。細胞にとっては不利な情報であっても、隠蔽されることはなく、改ざんされることもありません。その結果、細胞内に暮らすミトコンドリアは、細胞を守り、ひいては個体を守るために適切な対応をとることができます。細胞内でメディアが自由に活動しているからこそ、病気が早期に発見され、病気の進行が未然に防げるのです。ところが、がん化を企てる細胞は、細胞内外で発生した事件を正しくミトコンドリアに知らせず、自らの増殖にとって都合のいい情報のみを伝えようとします。

わが国は「メディアによる国家権力の監視が行き届いていない」と海外から批判を浴びてい

ます。民主主義国家では国民と国家は相互支配の関係にあります。国家は国民を法律で縛り、国家は権力の行使を憲法で縛られます。しかし、国家と国民の関係は対等ではありません。国家は常に国民を監視の対象に置くことができ、また合法的に暴力を振るうことも可能です。これでは権力の行使は一方的になります。共産党一党独裁で、党の規約が憲法の上に位置する中国のような非民主主義国家であれば、国家権力は常に国民に向けて一方的に行使することができます。しかし、民主主義を基盤とする国家で、国民が国家と対等に渡り合うためには、国家権力が正しく行使されているかどうかに関する情報の入手が欠かせません。メディアが国民の知る権利に正しく応えていないので、日本のメディアの質は低いと海外の民主主義国家から批判されているのです。

3．がん化を防ぐ遺伝子

がん化を防ぐ憲法

分化した細胞では分裂、増殖してもお互いが接触した際には争いを避け、細胞間の紛争を未然に防ぐシステムが確立されています。細胞に備わった最も強力な増殖制御装置が contact inhibition（接触阻止）です。生命が接触阻止遺伝子を獲得する前には、細胞同士は接触すると折り重なるように増殖していました。これでは、個々の細胞が独自の機能を果たし、協力して個体の生命を守ることはできません。生物は多細胞化の必要性に迫られて、接触阻止という利他的遺伝子を獲得したのです。

例えば、怪我をすると皮膚が欠損します。やがて周りの皮膚が傷口を覆いますが、この時、傷口が盛り上がらないのは、皮膚の上皮細胞が隣の細胞と接触した時に増殖をやめるからです。その結果、皮膚は一層の上皮細胞で覆われ、傷は元通りに治ります。これは、皮膚上皮細胞の接触阻止が効いているからです。上皮細胞の接触阻止に関与しているのは「カドヘリン」というタンパク質です。

細胞同士は接触阻止の憲法（遺伝子）から翻訳される法律（タンパク質）に基づいて相手の立場を尊重するとともに、お互いの情報をやり取りして、自分たちはどのような働きをすれば個体の正常な機能を維持できるのかを認識します。国と国とが国益を争って渡り合うにもかかわらず、コミュニケーションを取り合って互いに発展していくのと同じです。

私たちの祖先が単細胞生物の壁を乗り越え、多細胞化し、人体というグローバルな小宇宙にまで進化できたのは、この接触阻止という戦争をしない遺伝子のおかげです。今では、多細胞化したすべての生物は「接触阻止」遺伝子を持っています。唯一の例外は、この遺伝子を放棄したがん細胞です。

生命進化の歴史は、ダーウィンが提唱した生命進化の法則、「自然選択」が不戦の遺伝子を獲得した細胞に味方することを証明しました。細胞同士が接触しても争わないことによって多細胞化が可能になり、細胞たちは協力し合って個体を形成しました。

それから15億年後、地球は何百万種もの生物が暮らす命の星になりました。もし細胞が不戦の遺伝子を獲得していなければ、あるいはその遺伝子を途中で放棄していたならば、地球は今でも微生物と単細胞しか存在しない寂しい星であったでしょう。私たちの祖先が生命進化のために獲得した不戦の遺伝子、それは遺伝子の憲法第9条だったのです。

「ゲノムの守護神」p53

私たちの細胞の中には無秩序な増殖を促す利己的な遺伝子とともに、細胞の異常な増殖を許さない利他的な遺伝子が存在します。その代表的な遺伝子がp53というがん抑制遺伝子です。p53の「p」とはタンパク質の分子量が53000であることを意味します。この遺伝子を先天的に持っていない人は非常にがんに罹りやすいということが知られています。p53は、最近では早期がんのマーカーとして健康診断でも測定されています。特に食道がん、大腸がん、乳がんに関しては従来の腫瘍マーカーと比較して格段に感度が優れていると言われています。血液中のp53が増加していれば、体の中のどこかにこれらのがんが潜んでいる可能性が高いということです。

p53はDNA損傷など、異常な細胞の増殖を助長するような刺激により活性化されることが知られています。ｐ53が「ゲノムの守護神」と呼ばれる所以です。

ｐ53は細胞内で細胞の異常な増殖を監視するメディアとしての機能を担っています。ＤＮＡが放射線や酸化ストレスなどによる損傷を被れば、ｐ53は壊れたＤＮＡを修復中に細胞分裂を停止させます。もしＤＮＡの修復が不能であれば、ｐ53は国民であるミトコンドリアに知らせてアポトーシスの誘導を行うなど、細胞のがん化を防止し、正確な遺伝情報を持つ正常な細胞が伝承されることを保証します。このようにしてｐ53は個体が正常な機能を果たす上で障害となる異常な細胞が蓄積するのを防いでいます。事実、全腫瘍の50％以上にｐ53遺伝子の変異が見られることが明らかになっています。よくない生活習慣を続けると、ｐ53遺伝子自身が活性酸素などによって傷つき、細胞のがん化を監視する機能が果たせなくなるのです。

ｐ53による発がん抑制と老化

それではｐ53は、個体のがん発生を予防して寿命を延長させることに貢献しているのでしょうか。残念ながら、ｐ53によるがん化の抑制は逆に老化を促進し、非がん死を増加させている可能性があります。ｐ53は老化を促進するタンパク質でもあるのです。

ｐ53の部分活性型マウスではがんの発生が抑制されますが、20～30％の寿命短縮が見られます。このマウスでは若くして皮膚、筋肉、肝臓やリンパ組織の委縮といった加齢の兆候が認められます。そういった臓器における老化の促進は組織幹細胞から十分な数の分化した細胞が生み出されないことが原因であると考えられています。

ｐ53タンパク質の異常な活性化は、本来であれば修復可能なほんの少しのエラーでも細胞の増殖に「待った」をかけ、幹細胞の自己複製機能を低下させて幹細胞数を減少させるのです。したがって、健康診断でｐ53が高いと言われた方は、がんが潜んでいる可能性とともに、老化が進行していることを指摘されていることにもなります。

ｐ53による老化を防ぐには

興味深いことに、ｐ53とこれを安定化させる働きのあるＡｒｆ（アーフ）タンパク質を一つずつ余分に持たせたスーパーＡｒｆ／ｐ53マウスでは発がんの抑制に伴い寿命の延長が見られました。つまり、スーパーＡｒｆ／ｐ53マウスでは、がん死の抑制に伴う非がん死の増加、すなわち老化の促進は認められなかったのです。スーパーＡｒｆ／ｐ53マウスにおける寿命延長効果をさらに詳しく検討したところ、このマウスでは加齢に伴う酸化ストレスが抑制されていることがわかりました。ｐ53という細胞のがん化を防ぐ憲法が発動されなければならないような事態は、すでに生活習慣病に伴う酸化ストレスが細胞を蝕んでいることを意味しています。

ｐ53は酸化ストレスに曝されていない正常細胞の老化を促進したり、アポトーシスを誘導したりすることはありません。これらの事実は、がん化の引き金となる酸化ストレスを軽減することができればｐ53が増加することはないし、がん化をより厳しく監視するためにｐ53が増えても老化を受け入れる必要はないことを示唆しています。細胞に酸化ストレスを与える生活習慣病の予防が、がんの予防と老化防止を両立させる最善の策なのです。

人間社会にもｐ53と酸化ストレスとの関係は当てはまります。国家がいかに崇高な民主主義を掲げ、メディアが厳格に権力を監視しても、社会に貧困や差別などのストレスが蓄積すれば、戦争やテロの危険性が高まります。しかし、社会のストレスを軽減し、国民の財産と安全を保障するような政策が行われれば、メディアも不必要に政権批判を行うことはなく、国民も政権にアポトーシスを叫ぶことはないので、国家は安定的に存続することができます。これが国家的目線での健康長寿の促進です。

4．がんはどのように進行するのか

多重遺伝子変異と発がん

無限の増殖能を獲得したがん細胞も、ほとんどは細胞内に張り巡らされているがん監視機構に見つかって排除されます。がん監視機構を欺くような機能を手に入れたがん細胞のみが発育し続けることができます。がんは無秩序な増殖を続けるために、増殖能だけではなく、増殖を制御する機能をマヒさせ、免疫システムを欺くなど、さまざまな反社会的な手口を駆使します。

それを可能にするのは、単に一つの遺伝子の突然変異だけではありません。がん細胞の増殖には、自らの発育にとって都合がいいように次から次へと遺伝子を変異させる「多重遺伝子変異」が必要です。多重遺伝子変異は政権が自分たちにとって都合のいいように次々と憲法や法律の解釈を変えるのと同じです。

多重遺伝子変異は、がん化の情報をミトコンドリアに伝える情報伝達系を遮断することから始まります。がん遺伝子が変異したことを情報の隠蔽や改ざんによってカモフラージュします。次にがん抑制遺伝子の力を無効にして細胞内の民主的な制度を破壊します。そして最後に増殖のスイッチをオンにするのです。正しい情報が伝わらないミトコンドリアにとっては、訳のわからないうちにがんの片棒を担いでいることになります。

細胞のがん化には「蟻の一穴」という格言が当てはまります。それは「どんなに堅固に築いた堤でも、蟻が掘って開けた小さな穴が原因となって崩落することがある」という戒めです。多重遺伝子変異の陰には「生き残るためにはこれくらいの遺伝子変異には目をつぶろう」とがん化を監視するp53などのメディアや主権者たるミトコンドリアの安易な妥協があるのです。

がんの発育様式

がんが1ミリ以上の大きさに発育するためには、がん細胞に酸素や栄養を補給するため、血管網を構築することが必要です。がん細胞は自ら血管新生ホルモンを分泌し、血管の元となる細胞を集めて血管を作ります。また、がん細胞周囲の守りを固めるために、線維芽細胞など、本来は正常臓器の構築を支える間質細胞を親衛隊として引き連れます。また、本来はがん細胞を監視し、場合によっては攻撃して退治する役割を果たすはずの免疫細胞も、がん細胞になびくように恭順させられます。独裁政権が司法や検察に介入し、悪事を働いてもやり過ごせるように身を守るのと同じです。このようにがん細胞はあの手この手を駆使してどんどん成長していくのです。

がんが浸潤するプロセス

がんは、まず原発巣からその周囲に浸潤して勢力を拡大しようとします。しかしがん細胞の周辺には行く手をはばむ森のように細胞外器質が存在し、細胞の移動を妨げています。細胞外器質は胃や腸、呼吸器粘膜細胞などの上皮細胞が機能しやすいように下支えをする組織です。細胞外器質はコラーゲン繊維などの間質結合組織とその境界面に膜状に存在する基底膜からなります。がん細胞は自身または間質細胞が産生するタンパク質分解酵素を利用して細胞外器質を分解し、生じた隙間を移動します。さらに細胞外器質への接着、分解、移動を繰り返すことによって組織浸潤が達成されます。

がんが転移するメカニズム

がんが原発巣で大きくなり過ぎると、中心部には酸素や栄養が行き渡らなくなり細胞は壊死（ネクローシス）してしまいます。がん細胞がさらに数を増やしていくためには、帝国主義国家が植民地を求めるように、がんの一部が体の中の別の場所に移住する必要があります。これががんの転移です。

がんが転移するためには、リンパ管か血管に入り込まなければなりません。しかし、がんは大きな塊のままではリンパ管や血管に侵入することはできません。個々に独立するか、あるいは小さな集団となる必要があります。そこで、転移しようとするがん細胞は、「カドヘリン」という細胞同士を結び付けている接着物質を減少させ、仲間から離脱しようとします。「自分勝手に振舞いたい」がん細胞にとって、もはや仲間との絆など必要ないのです。

がん細胞が最初に転移するのはリンパ節です。リンパ行性転移とは、原発巣にとどまっていたがん細胞が、周囲のリンパ管に入り込み、リンパの流れに乗って移動し、近くのリンパ節から遠くのリンパ節まで広がることによって起こる転移です。

リンパ節とは、免疫の機能がある場所ですから、普通は異物が入り込んでもすぐに退治されてしまうはずですが、がん細胞は免疫機能を持つT細胞などの攻撃をかいくぐって転移します。リンパ節は耕された農地のように平坦で、がんにとっては暮らしやすい場所なのでしょう。

悪性度を増したがん細胞は原発巣からさらに離れた遠隔地への転移を試みます。がん細胞は血流に乗って体のあちこちに移動しようとします。しかし、血管内に侵入したがん細胞の大部分は血流の機械的ストレスや、ナチュラルキラー細胞を中心とした免疫細胞の攻撃により死滅すると考えられています。したがって、短時間に血管外に脱出、あるいは少なくとも血管の裏打ちをしている血管内皮細胞に接着したがん細胞のみが生存し転移することができます。また、高転移性細胞はがん細胞同士あるいは血小板とともに集塊を形成し、生存に有利な環境を形成することがあります。

集塊を形成したがん細胞は、毛細血管に塞栓を形成する場合と、がん細胞と血管内皮細胞とが特異的な結合により接着する場合があります。後者の場合、複数の接着分子が利用され、巧妙に接着が担保されています。がん細胞は血管内皮細胞同士の接着に割り込み、その下層構造である基底膜に接着し、基底膜成分のコラーゲンなどの細胞外器質を分解して血管外へと移動します。これでがん細胞の新天地への移住が成功したのです。

がん細胞が転移しやすい場所は原発臓器によって変わってきます。胃から大腸に至る消化管や膵臓の血液は門脈に還ります。したがって胃がん、大腸がん、膵臓がんは門脈の血流に乗ってまず肝臓に転移します。一方、消化管以外の臓器から発生したがん細胞は門脈を通らず、下大静脈や上大静脈から心臓に還り、肺動脈を通って肺に至ります。肺に転移したがんは、さらに肺静脈に乗って心臓に還り、大動脈から全身に運ばれます。肺がんはこのような経路で脳に転移することが多いがんの一つです。消化管に原発巣のある転移性肝がんの中には、肝臓を離れて全身に流れ、再び肝臓に転移するものもあります。

転移巣でがんが増殖する条件

がんが無事に移住できても、そこで順調に生育するとは限りません。がんの転移巣での増殖の成否は植物の種の成長に似ています。植物の種はいろいろな場所に植えることができますが、それに適した土壌でのみ発育、成長することが可能です。がん細胞を種に、転移臓器を土壌になぞらえて、「がんの転移の成立はがん細胞の増殖に適した微小環境を有する臓器にのみ可能である」という考えがあります。

がん細胞には個性があり、発育を促すホルモンががんによって異なります。自分に合ったホルモンが多く供給される場所では増殖が促進され、そうでない場所では成長できません。前立腺がんは非常に骨が好きながんで、全身どこにでも漂着しているはずですが、骨以外で成長することはめったにありません。

がんの末路

がん細胞は、元来正常であった細胞が、過大なストレスを加えられ、「座して死ぬか、生き延びるか」の選択を強いられた時に、やむなく増殖する道を選び、最期は個体とともに滅ぶ哀れな細胞です。生き延びることを決心した細胞は、増殖スイッチをオンにし続けます。メディアを統制し、反戦を叫ぶミトコンドリアの声を封じ込めて次々と遺伝子を突然変異させせます。周りの組織に浸潤して発育し、さらにリンパ節や遠隔地に転移して増殖を続けます。やがて、正常な細胞が生きてはいけないほど個体の栄養を搾取し、臓器組織を機能できないほど破壊して個体を死に導き、自らも朽ち果てる運命を辿ります。

第5章　がんの予防と治療

人間は100年の寿命の中で、約半分の人ががんに罹ると言われています。これほど一般的な病気であるがんとどのように向き合っていけばいいのでしょうか。本章ではがんに罹らないための方策や治療法について考えたいと思います。

1．メタボと肝がん

メタボは生活習慣病のデパート

「メタボ」という言葉が流行って久しくなりました。「メタボ」とは言うまでもなくメタボリックシンドロームの略語です。私は「メタボ」という表現があまり好きではありません。「メタボ」からは人生の重大事であるという切実感が伝わらないからです。

メタボリックシンドローム＝肥満という認識も正しくありません。皮下脂肪が蓄積することによる肥満は病気ではありません。メタボリックシンドロームの特徴は内臓脂肪が蓄積することによる内臓脂肪型肥満です。

メタボリックシンドロームは日本語で代謝症候群とも呼ばれ、生活習慣病に繋がる種々の代謝異常を合併しています。それに伴って、メタボリックシンドロームでは心筋梗塞、脳卒中やがんの危険因子が目白押しです。

「リンゴ型肥満」がメタボの特徴

メタボリックシンドロームの診断基準は国によってさまざまですが、概ねどこの国でも「腹部肥満」「高血圧」「高血糖」、「高中性脂肪血症」「低ＨＤＬコレステロール血症」のうち２～３項目が当てはまればメタボリックシンドロームと診断されます。日本では内臓脂肪の指標として腹囲が重視されています。男性では腹囲が85センチ以上、女性では90センチ以上がメタボリックシンドロームの必須条件です。

これは内臓脂肪面積に換算すると１００平方センチ以上に相当することが知られています。内臓脂肪の面積を正確に計算するためにはコンピューター断層撮影（ＣＴ）や磁気共鳴断層撮影装置（ＭＲＩ）で内臓を輪切りにした断層写真を撮影することが必要です。メタボリックシンドロームを早期発見するための特定健診では、ルーチンワークとしてＣＴやＭＲＩを撮影するとお金と時間がかかり過ぎるため、腹囲で代用しているのです。

なぜ、男性の方が腹囲の設定条件が厳しいのかと言うと、女性の肥満は皮下脂肪型（洋梨型）であることが多く、男性のそれは内臓脂肪型（リンゴ型）であることが多いからです。

メタボの診断基準

メタボリックシンドロームの診断基準では、前述の腹囲に加えて高血圧（収縮期血圧130mmHg以上、または拡張期血圧85mmHg以上）、高血糖（空腹時血糖110mg／dℓ以上）、高中性脂肪血症（トリグリセライド150mg／dℓ以上）、低HDLコレステロール血症（40mg／dℓ未満）のうちどれか2つ以上を満たす場合をメタボリックシンドロームと診断し、どれか1つだけ当てはまる場合をメタボリックシンドローム予備軍と診断します。

メタボと脂肪肝

メタボリックシンドロームの恐ろしい合併症の1つに非アルコール性脂肪性肝疾患［Non-Alcoholic Fatty Liver Disease（NAFLD）］があります。アルコールをあまり嗜まない（概ね缶ビール1本／日以下）にもかかわらず、健康診断で「肝臓の数値が上がっていますよ」と言われた場合の肝障害は、ほとんどがNAFLDです。

NAFLDは食べ過ぎ、炭水化物や脂肪の取り過ぎにより、余分な脂肪が肝臓に蓄積されて起こる栄養過多による脂肪肝です。内臓脂肪の蓄積はNAFLDを起こしやすくします。肥満した内臓脂肪細胞で中性脂肪から分解され放出された遊離脂肪酸は、門脈を経由して肝臓に流れ込みます。遊離脂肪酸は肝臓で再び中性脂肪に合成され、これが蓄積されて脂肪肝になります。

脂肪肝は肝臓に対する虐待

世界三大珍味の一つ、フォアグラはガチョウの脂肪肝です。近年、フランスを除くヨーロッパ各国でフォアグラの産生が中止され、米カリフォルニア州ではフォアグラの販売と製造を禁止する州法が施行されました。これは、ガチョウに強制的に餌を詰め込む飼育法が動物の虐待に該当するという理由です。人間での脂肪肝は人権侵害には該当しませんが、過食がもたらしたわが身に対する虐待の証です。

静かなる時限爆弾「非アルコール性脂肪性肝炎」

脂肪肝はなぜ恐ろしいのでしょうか。飲酒が原因ではなく、肝細胞に中性脂肪が過剰に蓄積した状態の肝障害はＮＡＦＬＤ、さらに進行すると非アルコール性脂肪性肝炎［Non-Alcoholic Steatohepatitis（ＮＡＳＨ）］と呼ばれています。

わが国では約1千万人のＮＡＦＬＤ患者さんがいて、その10％はＮＡＳＨであると推定されています。わが国のＮＡＳＨ症例のほとんどは内臓肥満を伴い、50％前後は脂質異常症や高血圧を合併し、糖尿病の合併も30％を超え、ＮＡＳＨの50％以上はメタボリックシンドロームを合併していると言われています。脂肪肝が肝臓での生活習慣病の表現形と言われる所以です。事実、糖尿病患者さんはNAFLDを合併することが多く、放置するとNASHから肝硬変や肝がんに進展して死亡することも稀ではありません。脂肪肝から進展する肝がんは近年激増しています。脂肪肝が恐ろしいのは、全く無症状でNASH、肝硬変、肝臓がんへと進行していくところです。

脂肪肝が肝がんに発展するメカニズム

肝細胞は高い再生能力を持っています。しかし、肝細胞の再生が死滅に追い付かなくなった時、肝臓は線維性組織で置き換えられ、肝硬変となります。肝硬変に陥れば肝臓の機能が極端に低下するので、さらなる肝細胞の再生が求められます。肝細胞は増殖のスイッチをオンにし続けるために、がん遺伝子やがん化を制御する遺伝子を突然変異させ、増殖に都合のよい情報のみをミトコンドリアに伝えようとします。

がん化の指令を受けた肝細胞のほとんどは、自らの良心に従ってアポトーシスによる死を選びます。しかし、一部の追い詰められた肝細胞は何とか生き延びようと本意なくがん細胞に変貌するのです。人間社会に例えれば、業績不振の会社で過度のノルマを課せられた営業マンが生きる気力を失い、会社を呪いつつ自死するのがアポトーシスです。社会に恨みを持ち、他人に攻撃的になって殺人などの犯罪に走るのががん化です。どちらも過重労働が招いた不幸な結末です。

　がん化した細胞を責めることはできません。脂肪肝の原因は私たちの生活習慣にあります。脂肪肝がＮＡＳＨから肝硬変や肝がんへと進行するのを防ぐには、肝細胞を統治する立場にある私たち自身が過食や運動不足といった生活習慣の乱れを改め、快適な環境で肝細胞に働いてもらうことが大切です。

２．喫煙とがん

痩せた喫煙者はがんになりやすい

　喫煙はメタボリックシンドロームとは独立した心血管病やがんの最も強い危険因子です。特に喫煙者では、タバコの有害物質に直接暴露される消化器や呼吸器に喉頭がん、食道がん、胃がんや肺がんなどが非常に発生しやすくなります。喫煙者には痩せている人が多いのですが、痩せた喫煙者が肺がんになる危険性は太った喫煙者の十倍以上という報告もあります。

酒とタバコは同格ではない

　生活習慣病の患者さんに喫煙のことを尋ねると、「私は、酒もタバコもやりません」という返事がよく返ってきます。つまり、一般の方々の多くは、酒とタバコが同等の健康を害する嗜好品とみなしています。この認識は改めなければなりません。

毎日適量のアルコール（缶ビール1～2本、ワイングラス1～2杯、日本酒1合）であれば、全く飲まない人よりもむしろ心臓や血管の病気に罹りにくいという科学的なデータが存在します。これに対して喫煙に関しては、タバコ何本までなら大丈夫という科学的なデータは存在しません。タバコは本数と喫煙期間に比例して心筋梗塞、脳卒中やがんの危険性を増加させるのです。

例えば日本人女性が心筋梗塞になる危険因子のトップは喫煙で、タバコを吸う人は吸わない人より8倍も危険性が増すことが熊本大学などの研究グループによる調査で明らかになっています。男性でもタバコを吸う人の心筋梗塞になる危険性が4倍高く、喫煙は高血圧に次ぐ心筋梗塞の危険因子であることがわかっています。喫煙が心筋梗塞の危険因子になるのは、タバコに含まれる有害な化学物質が血管内皮細胞を傷害して、血管の垢、すなわちアテローム性プラーク（粥腫）が貯まりやすくなるからです。

タバコに含まれる有害物質の数々

放射能汚染は常に深刻な社会問題を引き起こします。これは、放射能が目に見えず、知らぬ間に人体に侵入して健康被害をもたらすからです。

では、タバコはどうでしょうか。公共の場では原則的に禁煙のはずですが、いたるところで喫煙している人を見かけます。ご存じのように喫煙による健康被害は周囲の人々にも及びます。その恐ろしさはわずかな放射能汚染の比ではありません。タバコの煙から発生するタール、ニコチンや一酸化炭素は血管収縮、血液凝固、動脈硬化、発がんを招く有害物質です。ミトコンドリアが最も嫌う化学物質の一つがタバコの煙に含まれるシアン化水素です。シアン化水素は、ミトコンドリアの呼吸を障害してＡＴＰ産生を阻害し、かわりに活性酸素を発生させます。活性酸素はＤＮＡを傷つけ、がん化の引き金となります。

喫煙と因果関係のあるがん

タバコとがんとの関連については、数多くの研究が行われ、国際機関の総括報告にまとめられてきました。これらの報告は一貫して、喫煙が肺がんをはじめとするさまざまながんの原因になると結論付けています。

厚生労働省の喫煙の健康影響に関する検討会（２０１６年）では、国際機関による総括報告に加え、日本人を対象とした研究報告を再検討し、タバコと病気の因果関係（タバコをなくすことで病気の発生を減らすか、遅らせることができること）を4段階で判定しました。この研究から、肺、口腔・咽頭、喉頭、鼻腔・副鼻腔、食道、胃、肝臓、膵臓、膀胱及び子宮頸部のがんについて、喫煙とがんとの因果関係が明らかになっています。

喫煙によるがん化のメカニズム

タバコに含まれる有害物質は、タバコを吸うと速やかに肺に到達し、血液を通じて全身の臓器に運ばれます。また、有害物資は咽頭、喉頭、食道や胃腸の粘膜を直接刺激します。こうして全身にばらまかれた有害物質は細胞の中に入り込み、直接的に、あるいは活性酸素を介してDNAを損傷します。DNAが損傷された細胞は、細胞内のがん監視機構に見つかり、アポトーシスを介して自死に追い込まれます。しかし、生き延びることに固執する細胞は、増殖遺伝子を突然変異させ、がん監視機構を弱体化させてがん化への道を歩み始めるのです。

喫煙によるがんもNASHによる肝がんと同じように、がんを責めることはできません。がんの発生を許しているのは喫煙者自身なのです。

3. 糖尿病とがん

糖尿病には、インスリンというブドウ糖を代謝するホルモンを産生する膵臓のβ細胞に対する自己免疫が生じてβ細胞が死滅し、インスリン分泌が減少して発症する1型糖尿病と、メタボなどに伴って発症する2型糖尿病があります。2型糖尿病の特徴は高インスリン血症とインスリン抵抗性です。２型糖尿病では内臓脂肪由来の悪玉ホルモンが細胞のブドウ糖の取り込みを阻害することによってインスリンの効果を減弱させています。そのために２型糖尿病の初期にはβ細胞からのインスリン分泌が亢進して高インスリン血症が見られます。

高インスリン血症は発がんと関係していることが知られています。インスリンはブドウ糖を代謝するホルモンですが、インスリン抵抗性が生じた際には増殖因子としても作用します。がん化の初期段階では、がんのもとになる異常な細胞が周りの正常な細胞によって排除される「細胞競合」と呼ばれる現象が起きていると考えられています。

「細胞競合」は犯罪や児童虐待を防止する地域社会での見守りに当たります。ところが２型糖尿病を発症すると、生活の糧であるブドウ糖の取り込みが十分にできなくなって、細胞は日々の暮らしに困ります。そうなると、周囲の細胞に対する気配りや見守りをする余裕がなくなってしまいます。一方で高インスリン血症は、前がん状態にある細胞への増殖刺激をさらに高めます。このように地域社会から見放され、悪性度を増した細胞は孤独に発がんへの道を歩んでいくことになります。

２型糖尿病では特に膵がんの発生が高まります。前述したように２型糖尿病は膵臓のβ細胞にインスリン分泌の過剰な負荷をかけます。このストレスはβ細胞を疲弊させ、やがてβ細胞はアポトーシスによって自死するか、エネルギー不足で壊死（ネクローシス）するかの運命を辿ります。β細胞の壊死は周囲に炎症を引き起こします。慢性の炎症刺激に晒された膵臓の組織は、ＮＡＳＨから肝がんへ進展するのと同じメカニズムでがんを発症させます。

がんは理不尽に私たちを襲うことがあります。しかし、生活習慣の改善によってがんのリスクを減らすことはできます。２型糖尿病は代表的な生活習慣病です。糖質制限や運動といった日々の些細な努力で予防が可能です。人体という小宇宙を統治する立場にある私たちは、日夜健康を支えてくれている細胞たちの声なき声に耳を傾け、彼らの生活を守るために生活習慣を正さなければ大きなしっぺ返しを食らうことになるのです。

4．予防できるがんの数々

がんの中には比較的予防が簡単ながんと予防が困難ながんがあります。日本人に多い胃がんはヘリコバクターピロリ菌の感染による胃粘膜の慢性炎症が基盤となって発症するがんですが、近年、ヘリコバクターピロリの除菌療法が進歩して胃がんは減少傾向にあります。

胃がんに代わって増加傾向にあるのが大腸がんです。大腸がんは生活習慣との関連が指摘されています。生活習慣に関わる大腸がんのリスク要因として、運動不足、野菜や果物の摂取不足、肥満、飲酒などが挙げられています。日本人の食生活が欧米化したことで、牛肉・豚肉など動物脂肪を多く摂るようになりました。大腸がんのリスクを増大させる要因として、さらにアルコール摂取や喫煙といったものが考えられます。牛肉・豚肉を控えて鶏肉や魚中心の食生活に切り替え、野菜や果物、豆、海草、キノコなどで食物繊維を十分に摂り、毎日適度の運動を続けることが大腸がんの予防に役立ちます。

咽頭がん、喉頭がんや肺がんといった気道に発生するがんは喫煙が最大のリスクになります。先述したようにタバコに含まれる数々の有害物質が気道に慢性の炎症を起こし、がんの発生を許してしまうのです。

食道がんも比較的予防しやすいがんの１つです。食道がんを発症させる主な要因は、喫煙と飲酒です。特に日本人に多い扁平上皮がんは、喫煙と飲酒に強い関連があります。

飲酒により体内に生じるアセトアルデヒドは発がん性の物質です。日本人の約半数は、アセトアルデヒドの分解に関わる酵素の活性が生まれつき弱いことが知られています。この酵素が少ない人は、飲酒するとすぐに顔が赤くなり、動悸や頭痛に見舞われます。このような人では飲酒により食道がんの発生する危険性が高まることが報告されています。また、喫煙と飲酒、両方の習慣がある人は、より危険性が高まることが指摘されています。熱いものを飲んだり食べたりすることが、食道がんが発生する危険性を高めるという報告も多くあります。熱による食道粘膜の慢性的なやけどによって細胞死と増殖が繰り返され、やがて増殖に歯止めのかからないがん細胞が発生すると考えられます。

5. ウイルス感染とがん

前述したように、近年、脂肪肝から進展する肝がんが急増しています。しかし、現時点で肝がんの原因として最も多い基礎疾患はC型肝炎です。

C型肝炎ウイルスは感染者の血液が体内に入ることから感染します。日常的な生活の場でC型肝炎ウイルスに感染することはほとんどないので、現在C型肝炎ウイルスに感染している人は過去の輸血や使い回しの注射などが感染の原因と考えられます。C型肝炎の治療はインターフェロン療法が主流でしたが、抗ウイルス薬ダクラタスビルとアスナプレビルの登場により、多くの患者さんに完治が期待されています。

B型肝炎は輸血以外に母子感染や性交渉が原因で感染することがあります。日本ではB型肝炎ウイルスを持っているキャリアの母親から子供に感染することが多いと考えられています。母子感染の有無は、母親の血液検査で調べます。もし、B型肝炎ウイルスが陽性であればB型肝炎ワクチンを赤ちゃんに注射することで治療ができます。初回接種は生まれて2～3ヶ月後で合計3回行います。

赤ちゃんは、免疫力が未発達のため、ウイルスに感染してもウイルスに対する防御機構が十分に働きません。しかし成長とともに免疫力が発達するとウイルスを排除しようとするため、「免疫」対「ウイルス」の戦いが始まります。この戦いが「炎症」となります。炎症が現れていない時期を、症状は見られないがウイルスは持っているという意味で「無症候性キャリア」と言います。無症候性キャリアの人は、Ｂ型肝炎ウイルスによる炎症が起こっても自覚症状のないまま経過し、多くの場合は治ります。

一方、成長しても免疫の防御機構が十分に働かない場合は、ウイルスが排除されずに炎症が続いて「慢性肝炎」になってしまいます。Ｂ型慢性肝炎の治療を行わずに長期間放置すると肝硬変や肝がんに進行してしまうことがあります。Ｂ型肝炎の原因療法は、肝臓からＢ型肝炎ウイルスを完全に排除することを目指した治療として、抗ウイルス薬のインターフェロンやラミブジンなどが使われます。

輸血製剤に対する感染症検査が徹底されてきたことや、Ｃ型肝炎ウイルスとＢ型肝炎ウイルスに対する治療薬の進歩から、今後ウイルス性肝炎に伴うがんの発症は減少していくことが期待されます。一方で生活習慣の改善以外に特効薬のない脂肪肝に伴う肝がんは激増することが懸念されます。

ウイルス感染が引き金となるもう一つの代表的ながんは子宮頸がんです。子宮頸がんのほとんどは、ヒトパピローマウイルス（ＨＰＶ）というウイルスの感染が原因であることがわかっています。このウイルスは性的接触により子宮頸部に感染します。ＨＰＶは男性にも女性にも感染するありふれたウイルスであり、性交経験のある女性の過半数は、一生に一度は感染機会があると言われています。

しかしＨＰＶに感染しても、90％の人では免疫の力でウイルスが自然に排除され、10％の人だけＨＰＶ感染が長期間持続します。このうち自然治癒しない一部の人は異形成と呼ばれる前がん病変を経て、数年以上をかけて子宮頸がんに進行します。ＨＰＶの感染を予防することにより子宮頸がんの発症を防ぐＨＰＶワクチンが開発され、現在世界の70カ国以上において国のプログラムとして接種が行われています。現行のＨＰＶワクチンにより子宮頸がんの60〜70％を予防できると考えられており、ＷＨＯはその有効性と安全性を確認し、性交渉を経験する前の10歳代前半に接種することを推奨しています。

欧米先進国や日本においても、ワクチン接種によりＨＰＶ感染率や前がん病変の頻度が接種をしていない人に比べて減少することが明らかになっています。日本ではＨＰＶワクチンは２００９年12月に承認され、２０１３年4月より定期接種となっていますが、接種後に多様な症状が生じたとする報告により、２０１３年6月より自治体による積極的勧奨は差し控えられています。このような症状の原因がワクチンであるという科学的な証拠は示されておらず、厚生労働省専門部会においても因果関係は否定されています。誰もが安心してＨＰＶワクチンを受けられるようにするための体制作りや正しい情報提供のあり方が求められています。

6．血液のがん、白血病

「美人薄命」と白血病

血液のがんとして知られている白血病は、かつて、美人薄命を象徴する代表的な不治の病でした。1970年に世界中で大ヒットした映画『ある愛の詩（Love Story）』は、イタリア移民の娘で女子大学生のジェニーが、裕福で代々ハーバード大学出身の家柄を持つ大学生オリバーと社会的な偏見を乗り越えて結婚しますが、幸福な生活もつかの間、白血病に侵されて亡くなるという悲しい愛の物語です。当時私はまだ高校生でしたが、感動的な情景とともに、映画音楽の巨匠フランシス・レイが作曲した美しいピアノの旋律が今でも心に残っています。

その後、日本でも白血病は映画やドラマのヒロインが演じる定番となりました。日本では山口百恵さんが主演したテレビドラマ『赤い疑惑』や、長澤まさみさんが映画で主演した『世界の中心で、愛をさけぶ』が大ヒットしました。

現実の世界でも、1985年に女優の夏目雅子さんが急性前骨髄性白血病のため27歳の若さで亡くなったことは衝撃的でした。夏目雅子さんの生前の写真は財団法人骨髄移植推進財団のCMなどに現在も起用され、骨髄バンクの啓発に貢献しています。

なぜ美人に白血病が多いのかを説明する医学的な理論も統計学的な根拠もありません。人はただ悲劇の物語に共感することで死を受け入れ、生きる勇気をもらっているのかもしれません。

抗がん剤が著効する白血病

近年、急性白血病の治療は非常に進歩してきました。抗がん剤を用いた化学療法は、急性白血病に対する第一の治療法になります。一般的に胃がん、肺がんや膵がんといった固形がん（塊を作って増殖するがん）に対する抗がん剤治療の効果は限られています。それは、抗がん剤が腫瘍の内部まで到達しづらく、がん細胞を完全に退治することが難しいからです。一方、白血病細胞は個々の細胞が単独で活動するため、抗がん剤と接触する頻度が高く、白血病細胞を完全に退治することが可能です。

化学療法による白血病の治療は、「寛解導入法」「維持療法」の順で行います。治療の目的は白血病細胞を死滅させ、正常細胞を増やすことです。維持療法では脳や脊髄の中枢神経に白血病細胞の浸潤を予防するため、髄腔内注射を行って中枢神経系に直接抗がん剤を投与します。

急性前骨髄性白血病は、急性骨髄性白血病の一種で、前骨髄球ががん化する白血病です。急性前骨髄性白血病は、15番染色体と17番染色体の転座［t（15;17）］と呼ばれる染色体異常が特徴で、この異常により、白血球が分化、成熟できなくなり、骨髄や末梢血中で前骨髄球が増加します。前骨髄球は、血液の凝固に関連するトロンボプラスチンに類似した物質を放出するため、他の急性白血病に比べ非常に出血を起こしやすい特徴があり、以前は最も治りにくい白血病の1つでした。しかし、血液の凝固を抑えるビタミンAの一種であるオールトランス型レチノイン酸が用いられるようになり、治療成績が向上しました。

白血病に対する造血幹細胞移植

化学療法で十分な効果が得られない場合や、化学療法のみでは治癒が困難と予想される場合には、骨髄バンクから提供された造血幹細胞移植が行われることがあります。造血幹細胞移植で用いる幹細胞には、骨髄、末梢血幹細胞、臍帯血があります。

造血幹細胞移植とは、化学療法などで正常な造血が行われなくなった患者さんの造血幹細胞を、健康な人の造血幹細胞と入れ替える方法です。化学療法ですべての白血病細胞を退治しようとすると、正常な骨髄が破壊され、造血機能が停止します。その際に造血機能を代行させるのが造血幹細胞移植の役割です。また、造血幹細胞移植では、移植したリンパ球がドナーの白血病細胞を異物とみなして攻撃する移植片対白血病効果も期待できます。

造血幹細胞移植は化学療法に難反応性の白血病に対しては非常に有効な治療法なのですが、造血幹細胞移植に特異的な合併症である移植片対宿主病（Graft Versus Host Disease：GVHD）を発症することがあります。慢性ＧＶＨＤは、皮膚や関節が硬くなったり、口の粘膜が荒れたりする症状で、膠原病の症状とよく似ています。この免疫反応を抑えるには、シクロスポリンやタクロリムスなどの免疫抑制薬を用いますが、これらの薬は正常の免疫反応も抑制するので、今度は免疫不全症が現われて、間質性肺炎などの合併症が多くなります。また、移植片対白血病効果も抑えられるために再発が起こりやすくなります。

増殖遺伝子の変異と慢性骨髄性白血病

慢性骨髄性白血病は高齢者に比較的多く、増殖遺伝子に変異が起こって発症することがわかっています。慢性骨髄性白血病では、9番染色体と22番染色体という特定の染色体にある増殖遺伝子が結合することにより変異し、無秩序な白血球の増殖を引き起こす異常なタンパク質が作られます。

慢性骨髄性白血病と診断され、慢性期であることが判明した場合、異常なタンパク質の機能をピンポイントで抑える分子標的治療薬が処方されます。チロシンキナーゼ阻害薬と呼ばれる抗がん剤で、わが国で発症時から使用可能な薬剤は「イマチニブ」「ニロチニブ」「ダサチニブ」という3種類です。これらチロシンキナーゼ阻害薬は、チロシンキナーゼと結合することにより、その異常な細胞増殖の指令を遮断します。

7. 放射線と甲状腺がん

甲状腺がんは比較的ポピュラーながんで、子供から高齢者まで幅広い年代に発生します。甲状腺がんの原因は不明ですが、甲状腺は放射線に対する感受性が非常に高く、頭部、頸部、胸部に放射線療法を受けた人で多く見られます。

甲状腺がんと放射線被ばくとの因果関係は、１９８６年に起きたチェルノブイリ原子力発電所事故によって確認されました。原子力発電所事故で放出される放射性物質は主としてヨウ素131、セシウム134、セシウム137です。甲状腺はヨウ素を取り込んで甲状腺ホルモンを作るので、甲状腺がんで問題になるのはヨウ素131です。

チェルノブイリ原子力発電所事故では、被ばく時の年齢が若いほどリスクが高いことも明らかになりました。ロシア人においては日常的なヨウ素の欠乏も甲状腺がんの発症増加に関係しているのではないかと推察されています。一度に体内に取り込むことができるヨウ素の総量は決まっています。そこで、海藻類を食べる習慣のない国と、日常的に海藻類を食べてヨウ素を取っているわが国とでは、外界から新たなヨウ素が甲状腺に取り込まれる余地が異なることになります。つまり、放射性物質であるヨウ素131が同じ量だけ環境中に存在しても、チェルノブイリ原発事故で被災した人々よりも福島原発事故で被災した人々の甲状腺の内部被ばくの度合いは少なく、甲状腺がんにはなりにくいと考えられます。福島原発事故によって、どの程度甲状腺がんの発生が増加したのか結論付けるには、今後の疫学研究の結果を待たなければなりません。

私たち日本人は、放射線被ばくが甲状腺がんのみならず、白血病などほとんどすべてのがんの原因になることを広島や長崎に投下された原子力爆弾による被ばくから学んでいます。日本人だからこそ訴えなければならない核の脅威があります。人類に核は不要です。核の恩恵は太陽からだけで十分です。核兵器廃絶と原子力エネルギーから自然エネルギーへの切り替えこそが長い目で見た最善のがん予防策と言えます。

8. 紫外線と皮膚がん

皮膚にできる代表的ながんである悪性黒色腫の発症率には人種差があります。悪性黒色腫のできやすさは皮膚のメラニン色素の量と関係しています。

メラニン色素は紫外線を吸収して皮膚を守るので、メラニン色素の多い黒人は紫外線に対して抵抗力が強く、逆に白人は長期間紫外線に暴露すると皮膚がんや悪性黒色腫になりやすいと考えられています。日本人では皮膚がんの頻度は白人ほど高くありませんが、漁師や農家の人々など、紫外線に晒される機会が多い職業で比較的多く見られます。

紫外線は放射線と同様に皮膚の細胞に照射すると活性酸素を発生させます。ブドウに多く含まれるポリフェノールや、赤く熟したトマトに含まれるリコピンなどのファイトケミカルは、植物が有害な紫外線から種子を守るために作られています。ファイトケミカルを多く含んだ植物を摂取する人は紫外線に晒されてもシミができにくく、皮膚がんにもなりにくいと考えられます。

9．遺伝性がん

がんは前述したように食べ物や紫外線、放射線、喫煙などさまざまな環境の影響によって遺伝子に変異が起き、それが積み重なることで発症すると考えられています。しかし、中には生まれた時からすでに、特定の遺伝子に病的な変異があるために、ささいなことがきっかけで普通の人より増殖のアクセルがかかりやすくなったり、ブレーキが効かなくなったりして、がんが発症しやすい人がいます。このようにがん発症に関わる遺伝子（原因遺伝子）の変異があり、それが原因で発症したと考えられるがんは「遺伝性がん」と呼ばれています。

大腸がんは好ましくない生活習慣以外に家族歴や遺伝子変異にも関連があります。大腸ポリープが多発する家族性大腸腺腫症（ＦＡＰ）は、ＡＰＣ遺伝子と呼ばれる細胞の過剰な増殖を抑える遺伝子の変異を原因とし、大腸の多発性腺腫を主徴とする常染色体優性遺伝性の症候群です。ＦＡＰにおける大腸がん発症の平均年齢は16歳（範囲：７〜36歳）と極めて低年齢で、35歳までに、95％の患者さんに大腸ポリープが発生します。ＦＡＰに伴う大腸がんを予防するには、残念ながらポリープの発生源となる大腸を切除するしかありません。

遺伝性のがんは、乳がんでも見られます。遺伝性乳がんでは発生に直接関わる特定の遺伝子がいくつか解明されています。現在注目されているのは、ＢＲＣＡ１とＢＲＣＡ２という２種類の遺伝子です。遺伝性乳がんの70～90％に、ＢＲＣＡ１、あるいはＢＲＣＡ２どちらかの遺伝子に病的な変異があるとされています。ＢＲＣＡ１遺伝子変異のある人の乳がん発症リスクは30歳から増加し、変異のない人に比べて発症リスクが６～12倍高くなると言われています。

これらの遺伝子の変異によって発症した乳がんは卵巣がんも発症しやすく、「遺伝性乳がん、卵巣がん症候群」と呼ばれ、乳がん全体の５～10％を占めています。ＢＲＣＡ１、２はともにＤＮＡの修復に関係するがん抑制遺伝子と考えられていて、これらの遺伝子が働かない状況下では遺伝子が不安定となり、増殖シグナルにブレーキがかからなくなって、乳がんや卵巣がんを発症しやすくなります。

これらの遺伝子に変異があるかどうかは、コレステロール値や血糖値の測定と同じように、患者さんに負担の少ない血液検査によって診断することができるようになっています。欧米の先進国では、こうした遺伝子の変異を持つ患者さんを見つけて、乳がんや卵巣がんの早期発見や発症の予防を行い、若くしてがんで亡くなることを防ぐ対策が日常の診療の中で行われています。

欧米に比べ、日本では自分自身の遺伝子を知るということに対して消極的です。その理由として、もし受けたとして結果が陽性だった場合の精神的なショック、家族や親族にいつ、どう伝えるかなど、遺伝子診断を巡っては、患者さんだけでは受け止めきれない問題が山積しているからです。欧米では、そうした問題を患者さんやその家族が乗り越えられるように、さまざまな対策がとられています。例えば、精神面を十分にサポートするための遺伝カウンセリングのシステムが整備され、遺伝カウンセラーという専門職がその分野で活躍しています。同時に、遺伝子変異が見つかった人が就職や保険加入などで不当な差別を受け、不利益を被らないような法律が制定されています。わが国でも、遺伝性がんを減らすための社会的整備が急務になっています。

10. がんになりにくい組織

最終分化を遂げた脳神経細胞や心筋細胞ががんになることは極めて稀です。脳や脊髄には、神経細胞（ニューロン）と神経膠細胞（しんけいこうさいぼう：グリア細胞）があります。神経細胞からは神経線維が延びて束になって走行し、筋肉や感覚器と繋がり、細胞間の情報伝達に重要な役割を果たしています。神経細胞は高度に分化した細胞で、全身の細胞の中で最も虚血（血流が途絶し、酸素や栄養が供給されないこと）に弱く、心臓が停止すると約５分で不可逆的な障害を受けます。

神経細胞は生後しばらくして増殖を停止する「固定性の分裂終了細胞」なので、がん遺伝子の活性が低く抑えられています。また、神経細胞の活動には大量のエネルギーを必要とするため、細胞内のミトコンドリアの密度が高く、情報伝達などの民主的な制度が整備されているため、がん化することが少ないと考えられます。原発性脳腫瘍で頻度が高いのが、神経膠腫（しんけいこうしゅ：グリオーマ）です。神経膠細胞の役割は、主に、神経細胞や神経線維を固定・保護し、栄養の供給を行い、神経伝達物質を伝達することです。神経膠細胞は神経細胞のマネージャー的な役割を果たしています。脳血管が詰まって脳の組織が虚血で壊死する脳梗塞の際にも、神経膠細胞は比較的虚血に強く、高い再生能力を有しています。神経膠細胞は生き残り、神経細胞を支えています。神経膠細胞は再生能力が高い故に、がん化しやすい細胞でもあるのです。

脳腫瘍には神経膠腫以外にも、中枢神経系原発悪性リンパ腫、髄膜腫（ずいまくしゅ）、下垂体腺腫、神経鞘腫（しんけいしょうしゅ）、頭蓋咽頭腫（ずがいいんとうしゅ）などがありますが、これらのがんも神経細胞とは異なり、再生可能な組織から発生します。神経組織においても、再生能力に優れた細胞はがん化の危険性を併せ持っているのです。

心臓もがんになりにくい臓器です。心臓に約１５０億個存在する心筋細胞は、細胞の中で最もエネルギーを使うため、ミトコンドリアの数は最も多く、性能も優れています。そのため、心筋細胞は神経細胞に次いで虚血に弱い細胞です。心筋梗塞は心筋を栄養する冠動脈が閉塞して起きる病気ですが、心筋への血流が絶たれると、心筋細胞は約30分で不可逆的なダメージを受けて死んでしまいます。一度死んだ心筋細胞は、神経細胞と同様に再生しません。心筋細胞に分化しうる前駆細胞の存在も示唆されていますが、失われた心筋細胞を完全に補うことは現在の医療では不可能です。

高度に分化した脳神経細胞や心筋細胞は、致死的な状況に陥っても、自らの生き残りのためにがん化装置を起動することなく、アポトーシスによる自死を選ぶように進化してきた細胞です。そのため、脳や心臓はがんにはなりにくい組織ですが、再生能力の低さが梗塞後の治療を困難にしています。個体の生存のためにはがんになりにくい細胞がいいのか、がんのリスクを冒してでも細胞の再生能力を促すのがいいのか、生命の根幹に触れる難しい問題です。

私たちが目指す理想の社会は、がん化することなく成長を続ける社会です。私たちはどのように行動すれば、再生能力が高く、がんにもなりにくい社会を構築できるのか、人間社会にも突き付けられた重要な課題です。

11. がんとの共生

共生と寄生の違い

コロナウイルス感染の蔓延を受けて「人間とウイルスが共生する」という表現が頻繁に使われています。この表現は正しいのでしょうか。ウイルスは生物の細胞に寄生して増殖します。

寄生は相手から搾取するのみで、宿主に何ら利益をもたらしません。共生とはアーキアとαプロテオバクテリアのように、住処を共有して「Give and Take」する関係です。

寄生と共生は似て非なる生活様式ですが、寄生も広い意味では共生に含まれます。共生は必ずしも「お互いに利益を与え合っている」関係だけを指すものではありません。ウイルスが宿主細胞に感染しても、個体を死に追いやらなければ、共生している状態と考えることができます。エイズウイルスはリンパ球のT細胞に感染しても何十年にわたって免疫不全を発症させずに共存し続けます。猛烈な勢いで増殖せず、おとなしくしていることがエイズウイルスの生存戦略です。

ワクチンの開発によってウイルス感染を軽症化させ、感染した人間との接触を断てば、やがてウイルスは死に絶えます。20世紀初頭まで猛威を振るった天然痘は、感染対策が功を奏し、地球上から根絶することができました。しかし、そういった感染対策はすべてのウイルスに通用するわけではありません。インフルエンザウイルスはほとんどの人がワクチンを接種しているにもかかわらず、毎年冬になると流行します。コロナウイルスもインフルエンザウイルスと同じような傾向を辿るであろうと考えられています。

がんと共に生きる

人間とコロナウイルスとの共生とは、どんなに厳重な感染対策を施してもコロナウイルの感染が避けられないならば、社会経済が破綻しないようにコロナウイルス感染による多少の健康被害には目をつぶっても社会生活を回していこうとする考え方です。

同じ考え方はがん治療にも当てはまります。がんに侵されても、がんが大きくならず、日常生活に支障なく暮らせるのであれば、がんを根治する必要はありません。手術不能の進行がんに対してがん細胞の根絶を目指せば、大量の化学療法や強力な放射線治療が必要になり、副作用で寿命を縮める危険性が高くなります。それよりも、がんを生かさず殺さず大事に飼い続けることが賢明な生き方になりえます。

がんとの共生で注目を浴びているのが次章でも紹介する免疫療法です。自然の治癒力を高める免疫療法は将来的にがん治療の主流になると思われます。がんは自分の体力とのバランスで共存することが可能な病気になりつつあるのです。

がんはウイルスや細菌と違い、もともとは自分の正常な体の一部です。がん細胞になる前は、個体の健康を守ろうと一生懸命尽くしてくれました。がん細胞の気持ちになって考えると、抗がん剤で叩かれれば、悪性度を増して復讐してやろうと思うかもしれません。逆に、優しく愛護的に扱えば、心を入れ替えて良性転化することもあるでしょう。がん細胞を悪性度の低い状態へ矯正させることができれば、共存への道が広がるのです。

第6章　がんと免疫

1. 免疫とは

生物は自らが生き、子孫を残すため、常に獲物を追いかけ、その裏返しとして外敵に狙われています。生物は外敵から身を守るため、自己と非自己を認識し、非自己のみを攻撃する免疫系を発達させました。

免疫系とは、生体内で病原体などの非自己物質やがん細胞などの異常な細胞を認識して殺滅することにより、生体を病気から守る多数の機構が集積した高度なしくみです。

細菌のような単細胞生物にも免疫は備わっています。ウイルスは細菌を含めた細胞に寄生し、細胞の中で増殖します。細菌などの単細胞生物は体内でウイルスをやっつける武器を備え、ウイルスの増殖に抵抗します。

多細胞生物では細胞の役割分担が決まっていて、個々の細胞に武器を持たせて外敵と戦うような非合理的なことはしません。多細胞生物である動物は外敵やがんなどと闘う免疫組織を作り、免疫組織の細胞にのみ武器を持たせるようにしています。

人間社会でも近代に至るまで個人が自分や家族の身を守るために武器を所有していました。しかし、国家が警察という治安組織を確立させた国では、もはや家の中に刀や拳銃を置く必要がなくなりました。個人が武器を自由に所持すると、アメリカのようにかえって凄惨な事件が後を絶ちません。アメリカはその点で人間社会の進化の歴史に逆行していると言えます。

2. 自然免疫と獲得免疫

免疫は体内に侵入した異物に対し、まず「自然免疫」が攻撃を仕掛け、それでも撃退できない場合は「獲得免疫」が出動するという2段構えで臨んでいます。

自然免疫とは、正常な自己の細胞以外の生物をすべて認識し、侵入してきた病原体や異常になった自己の細胞（がん細胞など）をいち早く感知し、それを排除するしくみです。自然免疫はいわば、生体防御の最前線に位置しているしくみです。マクロファージ、顆粒球、ナチュラルキラー細胞といった免疫細胞が自然免疫を担当し、病巣にいち早くかけつけて敵を排除します。

国家において警察は、体内に侵入した外敵に対して最初に攻撃を仕掛ける自然免疫の役割を果たしています。警察によって日々の安全な生活が保障されているように、これらの免疫細胞が常に体内をパトロールしてくれているおかげで、私たちはウイルスや細菌感染から守られています。

獲得免疫は、出生後、病原体や毒素などの異物と接することにより誘導（獲得）される免疫です。獲得免疫の特徴は免疫記憶を作り出すことです。特定の病原体への初回応答から作られた免疫記憶は、同じ特定の病原体への2回目の遭遇に対して増強された応答をもたらします。ワクチンの接種が病原体の感染を予防するのはこの原理によります。自然免疫と獲得免疫は密接な連携プレーで個体の安全を脅かすあらゆる状況に対応します。

がん免疫サイクル

人のような高度な生命体には、がんなどの強力な敵に対抗する「がん免疫サイクル」と呼ばれる獲得免疫が存在します。そのメンバーは「T細胞」「B細胞」といった「リンパ球」です。これらの免疫細胞は強い破壊力を持ち、国家であれば自衛隊や国防軍のような存在です。

獲得免疫は、がん細胞を異物と認識することで起動します。抗原の認識と提示という重要な役目を担っているのが「樹状細胞」です。樹状細胞は潜航中の潜水艦を見つける哨戒機や監視艇、ミサイル防衛レーダー、さらには宇宙から他国の軍事施設を監視する人工衛星のような情報収集機器を駆使しながらがん細胞の動向を探り、有事の際には免疫の総司令官として指揮権を発動します。

樹状細胞は認識した抗原（免疫細胞が攻撃の目印にするタンパク質）をT細胞に提示し、それを受けてT細胞の活性化が誘導されます。活性化した細胞傷害性T細胞はがん組織へと遊走し、がん微小環境へ浸潤、がん細胞を認識して結合します。がん細胞に結合したT細胞はサイトトキシン（細胞毒）を放出し、がん細胞にアポトーシスを引き起こします。アポトーシスが誘導されたがん細胞からは樹状細胞にとって新たな目印となる抗原が放出されます。免疫系は、「がん抗原」と呼ばれるこの新しい情報を異物として認識し、がん免疫サイクルをさらに推し進めます。

3．免疫監視機構「免疫チェックポイント」

自己を攻撃しないシステム「免疫チェックポイント」

がんに対する免疫は、人間社会で例えるならば、検察に相当します。免疫細胞はがんの証拠である抗原をはっきりと認識できれば、がん細胞を起訴し、逮捕に踏み切ることができます。一方、免疫系は誤って健常な自己組織を攻撃しないような制御システムも構築しています。それが「免疫チェックポイント」です。免疫チェックポイントが働くと、細胞障害性T細胞の機能が抑えられて「免疫寛容」状態になります。免疫チェックポイントは細胞傷害性T細胞が無実の細胞を誤認逮捕するようなことがないように、免疫の暴走を食い止めるブレーキの役目を果たします。

免疫チェックポイント分子は、免疫恒常性を保つために自己に対する免疫反応を抑制する分子群です。現在、さまざまな免疫チェックポイント分子とそのリガンド（特定の受容体に特異的に結合する物質）が同定されています。例えば、細胞傷害性Tリンパ球抗原4（CTLA-4）はT細胞の表面に発現する免疫チェックポイント受容体です。

T細胞の活性化は、抗原提示細胞である樹状細胞上に抗原が提示されることで始まりますが、T細胞上にCTLA-4が発現すると、樹状細胞上に提示された抗原が認識できなくなってT細胞の活性化が阻害されます。

免疫チェックポイントを悪用するがん細胞

したたかながん細胞は免疫系からの攻撃を回避するため、巧みにがん抗原を隠しながら増殖していきます。がん細胞は免疫チェックポイント分子による免疫抑制機能を悪用して免疫から逃避していくのです。

がん細胞による免疫チェックポイントの悪用は実に周到に行われます。がん組織は免疫の主力部隊である細胞障害性T細胞が攻撃モードに入らないようにするケモカインという化学走化性因子を分泌します。これは、がん細胞を攻撃する細胞障害性T細胞に発信する攻撃の必要はないという「偽信号」です。

ケモカインは免疫応答に待ったをかける制御性T細胞をがん組織内に呼び寄せます。制御性T細胞はCTLA-4を介して樹状細胞と結合することによって、がん攻撃部隊である細胞障害性T細胞やそれを助けるヘルパーT細胞と樹状細胞との結合を邪魔します。こうなると、樹状細胞は入手したがんの証拠を細胞障害性T細胞やヘルパーT細胞に提示することができません。がん細胞の動向を知らせる樹状細胞からの情報が遮断されるわけですから、細胞障害性T細胞やヘルパーT細胞は攻撃目標を失ってしまいます。

このような免疫を逃れる手法はがん化を企て、延命を図る政権においても見られます。がん化を企てる政権は、不正な増殖手段が検察によって摘発されることを最も恐れています。そこで、がん化した政権は自らの不正を否定するかのように国会で偽りの答弁、すなわち偽信号を発します。この偽信号は政権に忖度する官僚を呼び寄せ、法に触れるような公文書は破棄、隠蔽させるか、偽造や改ざんさせることによって証拠を隠滅し、検察の捜査を妨害します。次に、不利な情報が公表されて世論からの批判を浴びないように、メディアに圧力をかけます。きわめつけは、起訴や逮捕を逃れるために検察に手を回して懐柔し、人事に介入します。がん化した政権は、検察や司法を手懐けて、したたかに自分の身を守り増殖していくのです。

新しいタイプの抗がん薬「免疫チェックポイント阻害剤」

Programmed cell death 1（PD-1）は樹状細胞からの抗原提示を受け、活性化T細胞の表面に発現する免疫チェックポイント受容体です。これががん細胞に結び付き、がんをアポトーシスに導いて死滅させます。ところが狡猾ながん細胞はその表面にPD-1と結び付くリガンドであるPD-L1というタンパク質を発現させます。PD-1がPD-L1に結合すると、免疫制御が働いてT細胞はがん細胞を攻撃できなくなります。

PD-1、PD-L1という分子の存在を突き止め、これらの分子が結合すると免疫の働きが抑制されることを発見したのは、2018年にノーベル医学・生理学賞を受賞した本庶 佑氏です。そして、本庶氏の研究をもとに開発されたのが、オプジーボという抗がん剤です。オプジーボは、このPD-L1が免疫細胞のPD-1に結び付くのをブロックして免疫細胞の働きを再活性化させます。オプジーボはがん細胞が免疫システムを無効化するしくみを阻止する働きを持つ免疫チェックポイント阻害剤の一つです。従来の抗がん剤が、がん細胞の分裂を抑えて増殖させないようにする増殖阻害剤であるのに対し、免疫チェックポイント阻害剤は、人に本来備わっている免疫システムを再活性化することで治療する新しいタイプの抗がん薬です。

残念ながら、がん化した政権から法の網の目をくぐるように繰り出されるPD-L1をブロックする処方箋は見つかりません。有効な抗がん剤を持たない私たち国民は、がん細胞に対峙する検察や司法の力を取り戻すため、がん化する政権が自らの延命のために画策するさまざまな悪行の存在を世論に訴え、選挙を通じて国政を動かす以外に世直しをする方法はないのです。

免疫チェックポイントと自己免疫疾患

免疫チェックポイントを逆手にとって増殖するのががん細胞ですが、一方では免疫チェックポイントが上手く機能しないために免疫系が暴走して引き起こす病気があります。それが自己免疫疾患です。自己免疫疾患は免疫システムが細胞や組織のわずかな抗原性の変化などに過剰に反応し、正常な細胞を攻撃してしまう病気です。

自己免疫疾患は多因子疾患であり、その発症には遺伝素因と環境因子が複雑に関わっています。環境因子では特に過剰な精神的、肉体的ストレスが自己免疫の病態形成に深く関与しています。これらのストレスは炎症の増強やアポトーシス誘導による組織障害を介して免疫寛容の破綻による自己免疫応答を惹起します。人間社会に例えれば、政情が不安定でいつ暴動が起きるかわからない国で、合法的なデモ活動や反政府活動に参加する市民までが不当に検挙される過剰な治安維持の状態が自己免疫疾患です。

自己免疫疾患は枚挙にいとまがありません。頻度の高い病気だけでも「関節リウマチ、全身性エリテマトーデス、シェーグレン症候群、全身性強皮症、皮膚筋炎」といった膠原病、「原発性胆汁性肝硬変、原発性硬化性胆管炎、潰瘍性大腸炎、クローン病」といった消化器疾患、「乾癬、尋常性白斑、水疱性類天疱瘡、円形脱毛症」といった皮膚疾患が挙げられます。他に、最も心臓移植の適応となる頻度の高い「突発性拡張型心筋症」、膵臓のインスリン分泌細胞が標的となる「1型糖尿病」、「バセドウ病、橋本病」といった甲状腺疾患や「重症筋無力症、ＩｇＡ腎症、膜性腎症、悪性貧血」などがあります。

自己免疫疾患の原因は明らかでありませんが、Ｔ細胞が暴走しないようにコントロールしている細胞内の監視機構に数々の問題が生じて発症することが示唆されています。その一つのメカニズムとして、免疫細胞内でＤＮＡに結合して炎症性サイトカイン遺伝子の発現調節を行う「転写制御因子」が過剰に合成されている可能性が指摘されています。個体が精神的、肉体的ストレスに曝されると、免疫系がそれを重篤な感染症やがんの前兆と勘違いし、転写制御因子が活性化される可能性があるのです。免疫系がいつ何時さらに恐ろしい敵が襲ってくるかもしれないという恐怖に駆られると、武力装備を強化して暴走し、自己免疫疾患に発展します。

自己免疫疾患では病巣に免疫細胞を呼び寄せ、炎症を引き起こす炎症性サイトカインという武器が大量に見つかっています。転写制御因子は遺伝子を翻訳してタンパク質を作り出す量を調節します。自己免疫疾患の場合、転写制御因子は軍拡を主張するロビー団体の役割を果たします。自己免疫疾患ではＤＮＡ（憲法）を翻訳してタンパク質（法律）の構造と量を決める立法府である国会が機能不全となって軍拡を主張する政治勢力（転写制御因子）を抑えきれず、炎症性サイトカインの産生を促す法律の制定に歯止めが利かなくなるのです。

自己免疫疾患を引き起こすもう一つのメカニズムとして、自己の細胞を攻撃するＴ細胞を自殺に追い込むがん抑制因子の脆弱化が挙げられます。正常な状態では自己抗原と結合したT細胞はアポトーシスに陥ります。それは、T細胞内で武力行使の是非に目を光らせているがん抑制因子（メディア）が、罪のない細胞を攻撃し始めたことをミトコンドリア（国民）に伝えてT細胞を自殺させる機構です。メディアによる権力の監視が甘いと、国家権力が自分たちにとって都合の悪い集団や、敵対する他国に理不尽な武力行使を開始するようになります。

免疫チェックポイントの機能不全と戦争

免疫チェックポイントは人間社会で例えれば「文民統制」です。文民統制とは軍事的緊張状態の下でも軍隊が過度に武力介入しないように、軍人でない民間人が軍の指揮権を持つ制度です。民主主義国家では主権者たる国民の代表が集う国会が軍事に関する最終的判断・決定権を持っています。かつてわが国が太平洋戦争に突入したのは、文民統制が機能せず、軍部の暴走を許したからです。戦前の日本で文民統制が喪失した原因は、時の政権にだけ責任があるのではなく、国の内外から押し寄せるストレスに対抗するため、軍部を後押しし、軍事力強化を望む国民世論であったことも忘れてはなりません。ミトコンドリアに対する細胞内外からのストレスが活性酸素を放出させ、その酸化ストレスが憲法を突然変異させてがん化の引き金になるのと同様です。

進化した民主主義国家では文民統制によって簡単に戦争ができないしくみになっています。

しかし、免疫チェックポイントの機能不全による戦争は民主主義が浸透した国家でも見られました。２００３年に勃発したイラク戦争は国際社会に大きな禍根を残しました。その引き金は２００１年９月11日にニューヨークで発生した同時多発テロ事件です。このテロ事件はアメリカ国民に大きなストレスを与えました。またテロ組織に攻撃されるのではないかという恐怖心と多大な犠牲に対する復讐心が癒えないアメリカは、テロ事件の首謀組織であるイスラム過激組織アルカイダとイラク政府が繋がっていると考えるようになります。

２００２年にブッシュ大統領は「イラン、北朝鮮、そしてイラクは悪の枢軸、テロ支援国家である」という演説をしました。イラクを野放しにすることは危険だと考えたアメリカをはじめ、西側諸国は２００３年に有志連合軍を結成してイラクに攻め込みます。「イラクが大量破壊兵器を開発し、国際社会に脅威を及ぼしている」というのが侵攻の大義名分でした。

イラクの指導者サダム・フセインは処刑され、空爆などによってイラク国内で多くの死傷者が出ました。結局、大量破壊兵器は見つからず、のちにイギリスのトニー・ブレア元首相は「イラク侵攻は誤りだった」と謝罪しています。戦争終結後、フセイン政権の残党がイスラム過激派組織の中心的存在となり、イラク侵攻は国際社会にさらなるテロの脅威をもたらすだけの結果に終わりました。

免疫チェックポイントの異常による自己免疫疾患は生体への精神的、肉体的に過剰なストレスが引き金になると考えられています。生体が常時ストレスに曝される状況下では、免疫系が常にスタンバイしておかなければなりません。しかし、免疫チェックポイントによる免疫監視には限界があります。免疫チェックポイントを正常に機能させるためにも、心身ともにストレスのない生活が送れるように心がける必要があるのです。

4. 過剰な免疫反応「サイトカインストーム」

免疫チェックポイントが適切に作動しなくなって免疫系が暴走する病気は自己免疫疾患だけではありません。重篤な感染症に伴って生じる過剰な免疫反応は致死的病態をもたらすことがあります。

感染症対策の基本は、検疫によって病原体の国内への流入を防ぐ「水際作戦」や、手洗い、マスク着用などによる感染予防、そして感染者を隔離して健常者と接触させないことです。

病原体がひとたび体内に侵入すれば、感染拡大を防ぐのが免疫の仕事です。自然免疫は病原体を駆逐する最初の感染防御機構です。自然免疫が病原体の増殖を防ぎ、病気を発症させない状態は「抵抗力が強い」として表現されます。また、ワクチン接種で「獲得免疫」を亢進させた人も抵抗力が強いと言えます。抵抗力が弱い人とは、免疫機能が低下する高齢者、糖尿病、心臓病、呼吸器疾患を持病として患っている人、自己免疫疾患などで免疫抑制剤を使用している人、抗がん剤投与中の人です。

抵抗力が弱いと、外界から体内に侵入したウイルスや細菌などの病原体は免疫細胞によって排除されず、簡単に体内の細胞や組織に感染して増殖します。病原体に感染した細胞や組織は、死んだり破壊されたりします。それによって、臓器は正常な働きを失い、消化器感染症であれば嘔吐や下痢、呼吸器感染症であれば咳や呼吸困難といった症状が発現します。

発熱、疼痛や発赤は病原体の感染そのものによる症状ではなく、免疫反応に伴う炎症です。炎症細胞から分泌される炎症性サイトカインが、毛細血管を拡張させて皮膚や粘膜を発赤させ、血管外へ水分を漏出させて浮腫を起こし、疼痛神経を刺激して痛みを引き起こします。炎症性サイトカインは炎症細胞を感染現場に呼び寄せることで、病原体を攻撃して死滅させ、感染を収束に向かわせます。体内の病原体の数が少ない時は、こうやって数日で感染は制御され、病気は快方に向かいます。

しかし、免疫力の低下がある場合や、病原体の増殖力が強い場合には、本当に重篤な病態は免疫反応によってもたらされます。炎症性サイトカインが致死的な組織破壊を引き起こすのです。これは「サイトカインストーム」と呼ばれています。新型コロナウイルス感染症でも重症の患者さんにサイトカインストームが見られました。

サイトカインストームとは文字通りサイトカインの嵐を意味します。感染巣では免疫細胞と病原体との戦争が繰り広げられます。臓器組織での病原体の数が多くなると、免疫細胞からは無差別に炎症性サイトカインが発射されるようになり、流れ弾が感染を起こしていない細胞にも当たります。早期に感染の収束を図ろうと絨毯爆撃も行われます。戦争が激化すると、軍人だけでなく民間人も巻き込まれ、罪のない人々が犠牲になるように、炎症が激化すると正常細胞が次々に死んでいき、組織の破壊はもはや収集がつかなくなるのです。

新型コロナウイルス感染症では、組織の破壊は空気の通り道である気道やガス交換を行う肺胞にとどまらず、血管にも波及し、血液が凝固して血栓症を生じることがわかりました。このような「免疫暴走」状態では、血液中に流れ出した大量の炎症性サイトカインは全身を巡り、ありとあらゆる臓器で炎症細胞が正常な組織を破壊するようになります。局所戦が世界大戦へと発展するのです。こうなると、播種性血管内凝固症候群（Disseminated Intravascular Coagulation; DIC）を合併して、全身の毛細血管に血栓が詰まって血液が流れなくなり、多臓器不全に陥ります。この病態は、全身性炎症反応症候群（Systemic Inflammatory Response Syndrome; SIRS）と定義され、感染症だけでなく、大怪我や大やけどなど、炎症が広範囲に波及する際に引き起こされる可能性がある非常に致死率の高い病気です。

SIRSは、本来、ウイルスなどの感染症に対して生体防御のために働いている免疫系が、制御不能となって炎症を全身に波及させる結果、かえって病状を悪化させ、致死的な状況をもたらす病態です。翻って私たちは、がん国家やテロ組織から人間社会を守るはずの武力が、その扱いを誤れば、人類を滅ぼすかもしれない「諸刃の剣」になりうることを認識しなければなりません。

第7章　健康と平和

私たちは普段、健康を当たり前のように享受しています。健康な時には病気の恐ろしさについて真剣に考えません。健康診断で黄信号や赤信号が出されても、症状がないと放置しがちです。特に、高血圧、糖尿病や脂質異常症は重症化しないと症状が出ない病気です。これらの病気を抱えていることは自らが認識し、早期から正しく治療しないと、やがて心筋梗塞、脳卒中、腎不全による透析や失明など、取り返しのつかない大病に発展します。「今日も元気だ、タバコがうまい」などと言って喫煙を続ける人の耳にはひたひたと忍び寄るがんの足音が聞こえてこないのです。

健康と同様に平和も失われて初めて気付くかけがえのない宝物です。病気になって初めて健康のありがたさをかみしめるように、戦争になって初めて平和の尊さを知るのです。

１．戦争の歴史

がんと侵略戦争

生命進化はがんとの闘いの歴史でした。私たちの祖先は、がん細胞が持つ不老不死の欲望を押さえるための装置を備え付けながら進化してきました。生物は10億年以上にわたって今でもがん化制御という最も困難で時間のかかる作業を続けています。

人間社会も生命進化の歴史と同様、戦争に苛まれた歴史を辿ってきました。しかし、生命進化の歴史に比較すると人間社会の歴史はわずか数千年に過ぎません。人間社会が戦争のない世界を築くために備えてきたがん化制御装置はあまりにも未熟です。

国家という人間の集団が形成されるまでは、食糧や領地を巡って個人の争いがあり、国家が形成された後は、国家間の戦争が絶えませんでした。近代以後、国々は領土を奪い合い、植民地を獲得するために侵略戦争を繰り広げました。人間社会は20世紀後半に至るまで、自然界と同様に弱肉強食の世界だったのです。

20世紀は戦争の世紀

１９１４年に勃発した第一次大戦は、18世紀後半に起こった産業革命以後、近代国家として台頭してきたヨーロッパの国々が領土と覇権を巡っていたるところで火花を散らし、最後にはヨーロッパ全土に飛び火して収集がつかなくなったことが原因でした。

第一次大戦で敗れたドイツは、その傷が癒えないままナチスが主導するファシズムに染まってがん化し、1930年台後半になるとヨーロッパに侵略を開始しました。アジアでは日露戦争に勝利した日本が軍国主義という形でがん化し、中国や東南アジアでの利権を巡ってアメリカと衝突しました。ドイツ、イタリア、日本を軸として世界に波及した第二次大戦は、人類史上初めて核兵器が使用され、それまでに人類が経験したことがない悲惨な結末をもたらしました。

国家間の取り決めによって侵略戦争が禁止された第二次大戦後も、イデオロギーの対立する米ソの代理戦争として朝鮮戦争やベトナム戦争が行われました。ベルリンの壁崩壊で世界は融和するかに思えましたが、今度は、油田の利権や中東の国境線を巡る対立が湾岸戦争やイラク戦争に発展しました。

再びがん化する国々

1991年に始まった湾岸戦争は新たな覇権主義世界への幕開けでした。「我こそは国際社会のリーダーだ」と主張する大国が再び軍備の拡大を始めたのです。大国が力でせめぎ合う「競争的多極化世界」の到来は、人間社会が未だにがん細胞の末裔という呪縛から抜け出せない事実を露呈しました。

大国のエゴで戦争に巻き込まれ、生活を奪われたイラクの人々の一部は、アルカイダなどの非合法的武装集団を結成しました。イラク国民に対する度重なるストレスが、テロ組織というがんを発生させたのです。２００１年にアメリカで起きたイスラム過激派による同時多発テロ事件をきっかけに、２００３年にはその報復としてイラク戦争が勃発しました。

現在はイラク戦争の後遺症が残る中、イスラム国を中心とした過激集団がまるで全身に転移したがん細胞のように世界各国でテロを繰り広げています。

一方では、国民の飢えや苦しみを顧みることなく自らの延命のみを図ろうとする独裁者や、「一帯一路」という大義名分で東南アジアや中東、アフリカに浸潤を企てるがん国家も存在します。

欧米ではポピュリズムの流れが止まりません。難民の流入や自国の経済危機などに対する人々の不満を吸い上げた右翼の指導者が政権を握り、国家が自己中心的な姿に変容しつつあります。これまで民主的で他国に対して寛容であった欧米諸国でさえがん化の兆候を示しています。

私たちは人類ががんで侵されていく様子を黙って指をくわえて見ているわけにはいきません。人間社会のがん化を抑えるため、今の私たちに何ができるのでしょうか。

健康ボケと平和ボケ

がんを予防し、早期に発見するため、私たちは健康に無関心であってはなりません。健康に対する無関心、すなわち「健康ボケ」と戦争の脅威を他人事としてしか受け止められない「平和ボケ」には共通点があります。

第二次大戦後、わが国は日米安全保障の傘の下で平和を享受し、日本国民はいつしか平和ボケをしているという指摘があります。戦争体験者や戦争の悲惨さを知る世代は戦争に関して敏感で平和ボケすることはありません。戦争を危惧する人々は、健康診断の結果を常にチェックして異常があれば精密検査を受けるように、政治に関しても安全保障に関しても常に目を光らせています。対峙すべき本当の相手は中国、ロシアや北朝鮮ではありません。最も恐ろしい敵は私たちの内面に潜んでいます。無知や無関心ほど怖いものはないのです。

2. がん化を防ぐ民主主義の力

人は永遠にがんから逃れられない

単細胞生物は自らの考えを表現する手段を持ち合わせていません。細胞の考えは生物が多細胞化し、脳を進化させることで具現化させました。細胞の思いは人間の脳に伝えられ、人間は脳から発信された思考や感情に基づいて行動します。人の集団である社会や国家は結局のところ細胞の考えで動かされているのです。

人間社会は進化を続けています。私たちは、ともすれば社会の進化は人類の進化のおかげであると錯覚しがちです。残念ながら人類はこの20万年間全く進化していません。私たちは、英知や博愛といった後天的に獲得した衣を脱ぎ捨てて裸になれば、人であるホモ・サピエンスが進化していないことに気づくはずです。私たちは、動物の世界と同様に弱肉強食を掟として食料や領地を巡って争いを繰り広げていた古代人と本質的に差がありません。

人間の祖先はがん細胞でした。がんの遺伝子を引き継ぐ人間が永遠にがんの脅威から逃れることができない以上、人間社会はがん化を未然に防ぐ方法を確立しなければなりません。その制度の一つが人間社会を容易にがん化させないように進化させた民主主義です。

民主主義の教科書

戦後の民主主義はＧＨＱ（連合国軍最高司令官総司令部）によって広められました。日本を二度と戦争のできない国にするためには、民主主義思想で国民を洗脳することが、アメリカを中心とした戦後秩序を安定させる上で必要であると考えられたのです。

昭和23年に当時の文部省から発刊された『民主主義』は民主主義の教科書でした。その一部をご紹介します。

「今の世の中には、民主主義ということばがはんらんしている。民主主義ということばならば、だれもが知っている。しかし、民主主義の本当の意味を知っている人はどれだけあるだろうか。〈中略〉では民主主義とはいったい何だろう。多くの人々は、民主主義というのは政治のやり方であって、自分たちを代表して政治をする人をみんなで選挙することだと答えるであろう。〈中略〉民主主義の根本は、もっと深いところにある。それは、みんなの心にある。すべての人間を個人として尊厳な価値を持つものとして取り扱おうとする心、それが民主主義の根本精神である」

『民主主義』には民主主義の理想の姿が描かれています。終戦直後の日本は国を挙げて民主主義思想の徹底に力を注いでいたことがよくわかります。それから70年余り経ち、民主主義を主導してきたはずの文科省をはじめとするわが国の政府は、民主主義の根幹を揺るがすような不祥事を繰り返し、それを監視すべき国民が不正を黙認している姿は、残念ながらわが国には未だに真の民主主義が根付いていないと失望せずにはいられません。

民主主義は取り扱い注意

民主主義を掲げていれば自動的に民主的な政治が進むわけではありません。右寄りであれ、左寄りであれ、権力者は常に自分に都合のいいように政権を運営しようとします。

共産主義はブルジョア階級による搾取から労働者を解放するために生まれた思想です。しかし、ひとたび権力を握った中国や北朝鮮の共産主義指導者が行ったことは、人民解放とは名ばかりで、一部の特権階級がブルジョア階級に変わって国民から搾取するように政治体制を変えただけです。どんなに崇高な政治思想の持ち主も権力の誘惑には抗えません。権力の甘い蜜はがん遺伝子に働きかけ、人間をその虜にするのです。

私たちの理想とする社会は、個人が尊重され幸福に暮らす民主主義社会です。その反対の社会が個人を国家に従属させようとする全体主義社会です。右翼の国家主義も左翼の共産主義も、つきつめれば人間社会を不幸にする全体主義という怪物の背と腹に過ぎません。

大多数の日本人は民主主義がもたらした負の部分を差し引いても、自由と民主主義は人間社会の幸福と進歩のために不可欠な普遍的価値観として受け入れています。しかし、「民主主義は取り扱い注意」です。多数決が原則の民主主義は、数の力で正しい方向にも誤った方向にも進みます。私たちは常日頃から民主主義と向き合い、これを正しく取り扱わなければなりません。

民主主義を育てる

戦後70年以上が経ち、「平和ボケ」と同様に国民の中に「民主主義ボケ」が蔓延しています。民主主義ボケした私たちは、民主主義の根本理念を置き去りにしてはいないでしょうか。

国民一人ひとりが政治に参加して政治家を選び、政治家の行動を監視するとともに、政策が個人の尊厳を守るためにきちんと還元されているかをチェックすることが成熟した民主主義国家に暮らす国民の役目です。

残念ながら、わが国の民主主義は未熟です。明治維新後育ちかけた民主主義の芽が、昭和になって摘み取られたことがわが国の民主主義の自主的な発展を妨げました。戦後の民主主義は、国民の手で育てたというより、GHQによって押し付けられた部分が大きく、国民はまだ十分に民主主義の中身を消化しきれていません。

アメリカでは一市民がツイッターで大統領批判をするなど、個人が権力を監視する民主主義の土壌が備わっています。「お上には逆らえない」や「長い物には巻かれろ」の格言が示すように、日本人はどうしても権力者におもねる傾向があります。そのような国民性の下で民主主義を育てるならば、子供の頃から人と社会や政治との繋がりについて興味を持つような教育を進めることが大切だと思います。

最後に個人主義が勝つ

国家主義を唱える人々が民主主義を危惧する理由の一つに、民主主義が蔓延すると個人の幸福ばかりが追求され、国家の弱体化に繋がるという心配があります。野球を例に挙げれば、一般的にアマチュア野球では1番から9番まですべての打者が好き勝手に打撃を行えば得点力が下がります。そこで、アマチュア野球ではチームのために自らが犠牲になって打者を進塁させる「犠打」が勝利の方程式として多用されます。個々の力量が低いアマチュア野球で短期間のうちにチームを強くするためには、個々を犠牲にし、全体が監督の指令の元に一丸となって闘うことが早道です。

国家の統治にもこの考えが当てはまります。発展途上国や、戦争などで国土が荒れ果て人々が貧困にあえいでいる状況では、国家が人民を統制する全体主義が短期間で国家をまとめ上げ、強い国にするのに有利です。しかし、全体主義でまとめ上げたチームの強さには限界があります。メンバーは常に監督の顔色をうかがい、勝つために何をすればいいかを自分で判断できなくなります。また、全体主義的指導体制では監督やコーチに絶対服従が求められるため、監督やコーチからのパワハラや暴力が絶えません。このようなチームはやがて弱体化への道を辿るでしょう。

一方、個人主義でチームを強くするためには、忍耐と根気が要り、時間がかかります。個人に試合を委ねて勝てるチームを作るには、個々の力量を向上させなければならないからです。しかし、ひとたび個々が自らの長所を生かして技術を伸ばし、置かれた立場を理解すれば、もはや監督による細かい指示は不要です。力のある個々がOne Teamとなってまとまる時、全体主義的指導で育ったチームなど敵ではないのです。

「力こそ正義」の本当の意味

弱肉強食の世界では弱いことがすなわち悪です。20世紀初頭までの人間社会は強い者だけが正義を主張できる時代でした。今でも「力こそ正義であり、正義を貫き通すには力がなければならない」と主張する人がいます。どんなに正しい主張をしても、どんなに正しい行いをしても、力がなければ不義を働く相手に踏みにじられ、物事が正しい方向に進まないことがあります。「中国から脅かされるわが国固有の領土を死守するためには対等の軍事力を身につけることが抑止力となって侵略を回避できる」とする言い分も「力こそ正義」の理論に当てはまります。

私は暴力には反対ですが、全否定はしません。「愛のむち」という言葉が示すように、相手に対する「愛情と敬意」が伴っていれば、体罰によって相手が目を覚まし、過ちを正すこともあるからです。しかし、いかに正義がこちらにあっても、憎しみの感情だけで暴力を振るえば、相手に残るのは憎しみだけになり、暴力の応酬に終始します。

武力と武力が正義を巡って衝突したのは中国の三国志時代や日本の戦国時代です。当時は民主主義ではなく、武力で正義を主張する時代でした。男のロマンを掻き立てる闘いは人間社会が未熟であった時代を描く歴史小説やドラマの世界だけでいいのです。

進化した人間社会に暮らす私たちは、軍事力ではなく、「民主的な力」で不義を働く全体主義の横暴に対峙することができます。長くイギリスの統治下にあった香港は１９９７年に中国に返還されるに当たって、言論・集会の自由を含めた高度な自治を認める一国二制度を国際社会に約束しました。２０１４年に香港で起きた「雨傘運動」は普通選挙を要求する学生たちを中心とした民主化運動でしたが、残念ながらこの時は要求が叶いませんでした。しかし、２０

１９年に香港政府が発表した「逃亡犯条例」の改正案をきっかけに、香港で民主化運動が再燃しました。「逃亡犯条例」は香港と中国本土の犯罪人受渡しを可能にする法律で、もし可決されれば、自由と民主主義を希求する香港市民が中国当局による取り締まりの対象になる可能性が発生したのです。

香港市民は一般市民に犠牲者を出しながらも、中国当局の弾圧に屈することなく抵抗し、「逃亡犯条例」の撤回と一部普通選挙の実施を勝ち得ました。「民主的な力こそが本当の正義」であることを証明した一例です。

香港発の民主化の嵐が中国本土に押し寄せることを脅威に感じた中国政府は２０２０年に「香港国家安全維持法」を成立させて民主派の手足を縛り、言論を封じ込めようとしました。中国共産党独裁政治はいよいよ断末魔のあがきを始めたのです。民主派の火山活動はマグマとして地下に蓄えられ、やがて大噴火を起こして中国の大地を覆い尽くすことでしょう。その上に自由と民主主義が花開く時代はすぐそこまで来ていると言えるのではないでしょうか。

進化の頂点に立つ日本国憲法

１９４７年に施行された日本国憲法は、日本が太平洋戦争に敗れ、滅亡の危機にさらされていた時期に作られた憲法です。戦争によって多くの同胞を失った日本人は、誰もが新しい国の形を求め、日本が生まれ変わることを望んでいました。

生物界においても、滅亡の危機にさらされた種は、遺伝子を突然変異させて生存確率を高めようとします。生命は絶滅の危機に瀕して最も進化します。言い換えれば、絶滅の危機を脱することができるように遺伝子を変異させた種のみがその後の繁栄を約束されているのです。

戦前の明治憲法を大きく変異させた日本国憲法は、どの国の憲法よりも基本的人権の尊重・国民主権（民主主義）・平和主義の３つの普遍的な基本原理を尊重しています。わが国が日本国憲法の下で奇跡的な復興を遂げ、平和を謳歌できた事実は、この憲法が現在の人間社会で最も進化した遺伝子であることを証明しています。

憲法は時代の変遷に従ってさらなる進化を必要とすることも事実です。憲法９条を改正して戦争のできる普通の国に変えるべきか否かが議論されています。現行憲法９条が目指すところは、専守防衛に徹して戦争のリスクを最小限にとどめることです。かつて各国が領土拡大のためにこぞって武力を強化し、何度も衝突して大戦争に発展した過去の苦い歴史の反省に立って国際社会から託された憲法が第９条です。

現行憲法９条で日本の平和は守られるのでしょうか。誰もが疑問に思い、悩む問題です。私は憲法９条が戦争の抑止力になるとは考えません。しかし、憲法９条を改正し、軍備を強化したからといって戦争を抑止できると考えるのは現実的ではありません。

憲法９条を改正して他国と同様に戦争のできる国になれば戦争の機会は増えます。ですから、「戦争の抑止力として軍備は強化するが、絶対に戦争をしてはいけない」という主張には矛盾があります。絶対に戦争を回避したいならば、自衛隊さえも解散してすべての武装を解除することです。この場合、戦争は起きませんが、わが国の主権は侵害され、場合によっては国土が占領されるでしょう。

人間や、その集団である国家にはがんの遺伝子が隠れています。民主主義国家ではがんの形質が現れにくい政治制度になっていますが、全体主義国家の中には国家間の軋轢などをきっかけにがんの本性が顔を出し、備えを軽んじれば攻撃をしかけるような「ならず者」が必ず出てきます。ですから、わが国はがん国家によって侵略されないためにも自衛することが必要です。「戦力の不保持」は平和憲法が掲げる理想ですが、現状では国民の生命や財産をがん国家やテロ集団から守るために自衛のための戦力保持は欠かせません。「戦力の不保持」を記した現行憲法は現実的ではないとする意見が多くあるのは当然です。「自衛のための戦力を認める」という現行憲法の解釈に問題があるのであれば、「国防軍の設置」条項を入れることはやむを得ません。それと同時に、武力行使の縛りに関する規定も憲法に組み入れなければなりません。

どんなに規制や縛りを強化しても、法には必ず抜け道があります。平和を守り抜くために大切なことは、「戦力の保持」が合憲になった後も、メディアと国民、そしてその代表である国会が、文民統制が正しく機能しているかどうかを常にチェックすることではないかと思います。

憲法９条の理念は世界の恒久平和を目指す人類にとってなくてはならない宝物です。いつか憲法９条の理念が世界の国々の憲法に採用される日が来るまで、憲法９条を大事に育てることが日本人に課せられた義務ではないかと思います。

3．人間社会が目指す健康長寿への道

成長ホルモン療法の罠

少子高齢化が進み、生産年齢人口が減少して経済の地盤沈下が懸念される中、わが国では経済を活性化させる政策が目白押しです。政府が目指す成長戦略は本当に少子高齢社会に適しているのでしょうか。

司馬遼太郎の『坂の上の雲』は、日本という黎明期の国民国家が一丸となって世界の列強国の仲間入りを目指す姿を痛快に描いています。明治はわが国にとって最も輝ける時代の一つ、まさに近代日本の青春でした。太平洋戦争は、さらに強靭な肉体（軍事力）を希求した結果起きた不幸な出来事、つまり「若気の至り」や「青春の蹉跌」と解釈することができます。日本人はつらい青春時代を過ごした経験から、わが国を成熟させるのは肉体ではなく、個人の尊厳、自由、平等、民主主義といった人間社会の歴史を貫く普遍的な価値観であることを学びました。戦後、私たちは平和を守り続け、ひたすら科学技術を磨くことで発展を遂げたのです。しかし、経済の沈滞や戦前社会への回帰などから、もう一度青春時代に戻りたいという欲望が国民の心

の中に芽生えつつあります。

未開な国家が近代化を進める姿は人の肉体が成長する様子に似ています。肉体の成長期にはどんなに食べても太ることはありません。栄養はすべて血となり肉となります。それは、ミトコンドリアは数が豊富で、若々しく、生き生きとしているからです。しかし、加齢とともにミトコンドリアの数は減り、機能も減退します。その結果、代謝が低下して太りやすく、糖尿病、高血圧、脂質異常症になりやすい体質に変化していくのです。そういった体質の変化を認識せず、若い時と同じように強靭な肉体を目指せば、健康を損なうのは当然です。

わが国はもはや成熟した社会です。その社会において、わが国は無理な経済成長を目指そうとしています。日本を若々しく、たくましい肉体に改造しようとしているのです。それはまさに高齢者に対する成長ホルモン療法です。

政府が進める成長ホルモン療法とは、金融緩和によるインフレ促進と公共事業による国土強靭化です。これらはすべて、高度経済成長時代、すなわちわが国が戦後復興を成し遂げた、いわば青春時代の成長戦略です。私は医学的な観点からこういった成長ホルモン治療が一時的に経済を活性化することがあっても、長期的にはわが国の経済を衰退させるのではないかと危惧しています。

人間の体は成長期には自然に成長ホルモンが分泌され、これが逞しい肉体を作り上げます。発展途上国で国力が増していく過程と同じです。しかし、成長を終え、成熟した個体において、成長ホルモンは寿命を縮めることが実験的に証明されています。成長ホルモンは強い肉体を作るのと引き換えに老化を促進する副作用があるからです。

アメリカでは高齢者の若返りを目的とした成長ホルモン療法が一般化しています。確かに成長ホルモンの注射は一時的に筋力を増強させ、人を若返らせるかに見せる作用があります。しかし、その副作用は細胞の異常増殖、すなわちがん化を引き起こしやすく、かえって寿命を縮めることにも繋がります。

高齢者におけるホルモン補充療法に老化の促進やがん化といった副作用が伴うのは、高齢者が老朽化したミトコンドリアから発する危険な活性酸素によって常に酸化ストレスに曝されているからです。高齢者では酸化ストレスという老化の根本的な原因があるために、成長ホルモンが頑強な肉体作りという意図した方向に向かわず、動脈硬化や異常な細胞の増殖、すなわちがん化を促すのです。

アメリカではＦＤＡ（アメリカ食品医薬品局）の指導のもとに、高齢者の寿命延長や生活の質改善を目的とした成長ホルモンの使用が許可されています。成長ホルモンには筋肉量や骨密度を増やし、脂肪蓄積を抑制する作用があります。加齢に伴う筋力低下や骨粗鬆を予防するので、寝たきりの人の廃用委縮を改善し、リハビリテーションを促進することが期待されています。しかし、大規模臨床試験において成長ホルモンによって明確に認められた効果は筋肉増強と脂肪減少だけで、手根管症候群、浮腫、糖尿病などの副作用も強く、老化を抑制する効果は認められませんでした。加えて、成長ホルモンによる発がんの危険性も払拭されていません。このような結果を受けて、２００９年にアメリカの成長ホルモン研究学会は「人における有効性が明らかになるまでは老化予防目的での成長ホルモンの臨床使用は推奨できない」という声明を出しています。

翻ってわが国の現状に目を向けると、世界一の少子高齢化社会です。多くの高齢者が働きたくても働けず、年金や社会福祉に頼った生活を余儀なくされています。このように生産年齢人口が極端に減少した少子高齢化社会において、発展途上国と同様な経済政策が成り立つはずはありません。成長ホルモン剤の注入によって一部の産業を活性化するという無理な経済成長戦略は、たとえ一時的に成功しても、やがては社会を疲弊させるでしょう。一つ間違えば、異常な成長の最も恐ろしい副作用である、がん化、すなわち戦争への道を辿る危険性すらあります。

少子高齢化は人類が最も地球環境に適応した姿であり、それに伴うデフレは成熟した人間社会の証でもあります。政府が「この道しかない」と言い切るインフレ政策の先にはどのような危険が待ち受けているのか想像もできません。成熟した社会が健康長寿を目指すのであれば、無謀な経済成長政策から安定的で持続可能な経済成長政策へと舵を切り直すことが必要です。政府には国家を強くするような政策ではなく、国家という細胞の中に暮らすミトコンドリアである国民を元気にするような政策を望みます。それが結果的に国力の増強に繋がるのではないかと思います。

少子高齢化社会が歩むべき道

戦後しばらく続いた高度経済成長期は、若年の生産年齢層が高齢者を支える社会でしたが、少子高齢化社会は、高齢者も若年者を支える新たな世代間支援の社会です。高齢者は、次世代を担う若者のために自立し、彼らが満足のいく教育を受け、結婚して子育てに十分なゆとりが持てるよう支援する責任があります。

少子高齢化社会のイメージとは「活気が衰え、生産性は低下し、支出が嵩んで衰退の一途を辿るような暗くてみじめな将来」ではないでしょうか。しかし、このような固定観念では、成熟したわが国の社会を正しい方向に導くことはできません。

アメリカ老年医学界のカリスマ的存在であるロバート・バトラー氏は、その著書『長寿革命：長寿がもたらす恩恵と課題』において、「長寿革命の課題への取り組みを成功させるには、いくつかの保守的な考えを問い直すことが必要である」と述べています。

高齢化が進んだ社会を悲観的に考える要素を例に挙げると、「出生率が低下すると被扶養者と扶養者の比率が増加して扶養者負担が増加する、福祉国家（Welfare-state）のモデルを使った社会福祉は維持できない、人口高齢化は医療支出増大の原因となる、高齢労働者は生産性が低い」などです。こういった極度に高齢化した社会に対する危惧に対して、バトラー氏は明確にその対策を提示しています。

バトラー氏の究極のメッセージは「高齢期が悲劇である必要はないということ、米国人が豊かな高齢期を迎える社会を創ることは可能である」ということです。バトラー氏はまた「責任あるエイジング」についての概念を展開させ、次のように述べています。

「私たちが真に長寿を享受するには、当然ながら、高齢者の自立と活力を支え、ひいては社会貢献を促す良好な健康状態が必要である。そのためには、良き遺伝子、財源、優れた医療以上のもの、つまり個々人がより良く幸せに生きるために責任を負うことが求められる」

少子高齢社会が不幸な社会とならないために、私たちがなすべきこととは何かをバトラー氏は訴えているのです。

文明や医学の進歩により寿命が延びた結果として少子化がもたらされました。今後30年のうちに、少子高齢化は現在の発展途上国を含めて世界規模で進むと予想されます。必然的にこれからの若者は、少ないマンパワーで多くの高齢者を支えていかなければなりません。いずれは自分たちも高齢者の仲間入りをして支えてもらう立場になるとはいえ、限られた社会保障費を高齢者が優先的に使うという理不尽な構造は改めなければならないのです。少子高齢化社会は、限られた数の子供たちを社会全体が育てていく義務を負っています。高齢者はこれまで以上に、健康を維持し、できる限り社会に貢献する老後を送ることが求められているのです。

4. 世界平和の実現に向けて

パイの奪い合いは続く

世界の人口がピークに達し、世界中で少子高齢化が進んだ後の経済や安全保障はどのように変化するのでしょうか。どれだけ科学技術や通信システムが進歩しても、経済発展はいつまでも続きません。地球上の資源には限りがあって、人口が頭打ちになる以上、経済の規模には限りがあります。国同士のパイの奪い合いはどこかで衝突を引き起こします。

経済発展が平衡状態に達した世界で、現在の発展途上国は富める国と貧しい国に二分される可能性があります。経済の自立を目指し、インフラの整備、教育、医療や福祉に力を入れてきた国は先進国の仲間入りを果たすでしょう。しかし、資源に乏しく、自前で経済発展を遂げられない国々は、中国などが掲げる支援という名目の新たな帝国主義によって搾取され、貧困に苦しめられる状況は改善しないかもしれません。

世界的な経済発展から取り残された中東やサハラ砂漠以南のアフリカの国々では不安定な状況が続き、資源や食料不足などの影響で、民族間の対立が深まる可能性があります。そうなると、宗教や民族間の対立を利用して私腹を肥やすような武装グループがますます幅を利かせるようになるでしょう。

個人や政府ではない武装グループのような小さな集団が、一度にたくさんの人々の命を奪うような破壊的な技術を手にする危険性もあります。かつて、サイバー技術やバイオ技術などは国家レベルで政府が独占していました。しかし、こうした技術が個人でも手に入るようになると、小さなテロ集団が大規模な破壊行為を行う危険性が高まります。

武装平和の先にある破滅

人間社会は戦争やテロに備えて永久に武器を持ち続けなければならないのでしょうか。人間の祖先ががん細胞で、私たちがその遺伝子を引き継いでいる以上、がん国家やテロ集団からの侵略を防ぐために人間社会は永遠に武力が必要だと思います。

歴史学者のウィリアム・Ｈ・マクニール氏は著書『戦争の世界史』で「人間が互いに憎み、愛し、恐れ、寄り集まって集団を形成し、その集団の団結と生存能力が他の集団との敵対のかたちで表現され、同時にそのような敵対によって維持されるものである限り、戦争がなくなることはない」と述べています。

しかし、武力の在り方は大きく変わらなければなりません。今後、軍事力を制限し、戦争を回避する国際法が整備されなければ、武力競争の行き着く先は武装平和の均衡が崩れた時に起きる戦争と人類の滅亡です。

武装平和は、見えない地下深くで、すさまじいストレスを加えあう大地震の前兆に似ています。地震エネルギーは、私たちが感じることなく地下で粛々と蓄えられています。東日本大震災は太平洋プレート、ユーラシアプレート、北米プレートとフィリピン海プレートが押し合う境目に小さなひずみが生じ、それをきっかけにプレートが大きく動き、地震という形でエネルギーを放出しました。

武力というエネルギーも普段私たちが見えないところでどんどん蓄えられているので、そのエネルギーが解放された時の規模の大きさを想像することができません。武装平和はささいな事件がきっかけで均衡が崩れ、大規模な武力衝突という形で発散されます。世界を巻き込む核戦争が勃発した時、熱波や放射能はまるで大地震や津波のように人間社会に襲い掛かり、人類は壊滅的な被害を受けるでしょう。

世界政府の樹立

武装平和に代わる平和維持の方法はないのでしょうか。マクニール氏は「人間社会は戦争の根絶を目指すのではなく、いかにしてその被害を最小限にとどめるかに知恵をしぼらなければならない」と述べています。そして、「核や化学兵器の無差別な使用から人類を救う唯一の手段は世界政府の樹立ではないか」と結論しています。

「世界政府」とは現行の国際連合をさらに発展させた国際的平和維持機関であると解釈することができます。現行の国際連合は、大国が常任理事国を務め、そういった国々の思惑で運営されています。これでは、公正に国際紛争を解決することはできません。

将来の世界政府はいずれの国からも独立した第3者機関として構成されるはずです。その機関は、紛争当事国の主権を制限してでも法的な拘束力を持って軍事力を行使できる組織です。国際社会は個人の尊厳、自由、平等、法の支配といった進化した人間社会の普遍的価値観を無視して増殖するがん国家の主権を尊重する義務はありません。国際社会のルールに背くような政治体制を敷く国家を戒めることは内政干渉に当たりません。がん国家を放置すればその国の人々を不幸にするだけでなく、国際社会の秩序は乱れ、世界中で多くの人々が犠牲になります。わが国が抱える北朝鮮による拉致問題を解決できない現実は、ひとたびがん国家が成立すれば、これと対峙することの難しさを浮き彫りにしました。

「世界政府」の下では、すべての国が専守防衛以上の軍事力を行使する権利を放棄します。各国が持てる軍備は、現在のわが国と同様に警察と自衛隊のみになります。もし、交際紛争やテロなどの武力衝突が発生した際には、話し合いで調停を進めるとともに、従わない場合には合法的に世界政府の軍事機関が介入できるしくみです。世界政府は、まさに人体における免疫システムを模倣した組織になるでしょう。しかし、ここでも大切なことは、軍部が暴走して自己免疫疾患を発症させないように「文民統制」をしっかりと機能させることです。

5. 紛争やテロをなくすための取り組み

自国第一主義と不整脈

自国第一主義を掲げる欧米の国々は、難民問題や経済危機に際して、自国の利益を優先するという目的で人間や物の自由な行き来を制限しようとしています。

難民や移民の流入は自国民の雇用を奪い失業率を増加させます。また、自由な物の流れは自国の製品の購買を減少させます。自国を守るためには経済や治安を脅かす人や物の流れは止めた方がいいのです。

しかし、国境閉鎖の効果は一時的で、長い目で見れば国際社会の分断の報いは致命的な経済損失になってわが身にふりかかってくるでしょう。世界中がＳＮＳによって一瞬で繋がるようなグローバルな世の中では、自国のみを守るという一国主義ではもはや国益を維持できなくなっています。

細胞膜は細胞が独立性を担保するための重要な砦です。細胞は多細胞生物であっても細胞膜によって仕切られ、個々が独立して生きています。しかし、細胞同士が協調して機能しなければ臓器としての機能が失われます。そこで、細胞は共生の手段として細胞膜を介する情報や物質の行き来を自由にしました。多細胞生物は個々の細胞が情報を共有して個体を守ることが、自らの生存にとって最も有利であることを生命進化の歴史の中で学んだのです。

細胞同士の協調がいかに大切か、心臓を例に挙げて説明しましょう。わずか人の拳大の心臓がポンプとして毎分5リットルもの血液を効率よく送り出せるのは、約150億個ある心筋細胞が同期して収縮しているからです。

心臓は個々の細胞が電気の刺激を引き金として収縮と弛緩を繰り返しています。心臓における発電所の源は上大静脈が右心房に還流する接点に位置する洞結節にあります。正常の心臓では、洞結節からの電気刺激はまず心房の細胞に伝達され、次に心房と心室の境にある房室結節に伝わります。房室結節は心房と心室を結ぶ発電所の中継点の役割を果たします。房室結節に伝わった電気信号は大きく二手に分かれ心室に伝えられます。右脚と呼ばれる電線は主に右心室に電気信号を伝えます。左脚と呼ばれる電線はさらに前枝と後枝に枝分かれして、前枝は左心室前面の筋肉、後枝は左心室後面の筋肉に電気信号を伝えます。電気が伝わる速さは、左心室前面と後面の収縮が同期するように驚くほど正確です。

不整脈とはどのような病態を指すのでしょうか。すべての心筋細胞は自家発電する力を有しています。しかし、正常な状態では発電所である洞結節から送られてくる電気の刺激がなければ勝手に電気的活動は起きません。洞結節から発生する電気刺激の頻度は安静時には1分間に約60回ほどですが、運動をしたり精神的に興奮したりするとその頻度は増加します。脈拍が増加することを頻脈と言いますが、運動などに伴う頻脈は、体が必要とする酸素を全身に供給するための生理的な反応です。

洞結節が必要以上に脈を発生したり、逆に発電所としての機能低下で脈を発生できなかったりする病気を洞不全症候群と呼びます。また、心房の中で電気信号が勝手に発生するのは心房性不整脈ですが、その中でも電気刺激がランダムに発生して電気信号が不規則に心室に伝わる不整脈が心房細動です。心房細動では心房の同期的な収縮が失われ、心房が小刻みに震えた状態となるため、心房の中で血液が淀んで血栓ができやすくなります。この血栓が心臓から飛んで脳の血管に詰まると、心原性脳梗塞を発症します。心房細動は心不全の時に発生しやすい不整脈ですが、健康な人でも加齢とともに発症頻度は増加し、わが国では80歳以上の高齢者の約5％に心房細動が見られると言われています。

最も頻度の高い不整脈は心室期外収縮です。その理由は、すべての心筋細胞が自動能を有していて、150億個もある細胞の中には、自家発電する細胞が少なからず存在するからです。しかし、他の細胞がしっかりと自らの役割を認識して自重している限りは、そういった不整脈は単発に終わり、重篤な不整脈に発展することはありません。

命に関わる危険な心室期外収縮は心筋梗塞など、心室の筋肉が傷害を受ける病気で見られます。心臓を栄養する冠動脈が詰まって酸素や栄養が供給されなくなる心筋梗塞は、細胞にとっては危機的な状況です。酸素や栄養不足にもかかわらず生き残った細胞は、隣の細胞から伝わってくる電気刺激を遮断して自家発電するようになります。個々の細胞は自己のペースで勝手に拍動し、周りの細胞とは収縮が同期しなくなります。これが心臓全体に波及するのが心室細動と呼ばれる不整脈です。心室細動に陥った心臓を外から観察すると、心臓が小刻みに震えているように見えます。心室細動では、心臓のポンプとしての機能は失われ、電気的除細動器（ＡＥＤ）を用いて心臓のリズムを正常に回復させなければ死に至ります。危機的状況下で自分を守ろうとする心筋細胞の自己中心的な行為が、結局は自らを死に追いやっているのです。

国家も同様に、危機的な状況下では国交を断絶し、武力を行使してでも自らの国を守ろうとします。すべての国家が「生き残るため」という大義名分で利己的な行動をとれば、心室細動と同様に国際社会は分断され、世界は死に至ることになります。自国ファースト主義は自分の国を守っているようであって、結局は自分の首を絞めているのです。

隣国で紛争が起きたり、テロが発生したり、経済恐慌が起きたりした時に、それが全世界に波及して世界の終焉を迎えないように国際社会がなすべきことは何でしょうか。それは、隣国の危機に際して門戸を閉ざすのではなく、援助を惜しまないことです。テロの温床となっている格差、貧困、無知をなくすよう支援することです。それには紛争やテロの原因となっている経済的に苦しい発展途上国からの難民を積極的に受け入れ、経済的支援を行い、医療や教育を普及させることです。

貧困が生んだテロ

世界中で民族間の紛争、宗教の対立やテロが後を絶ちません。人間社会の影がはっきりと現れた例はイスラム国によるテロの脅威でした。

いったい何がテロ国家を生んだのでしょうか。イスラム国の指導者たちは巧みな戦術で世の中に不満を持つ世界中の若者を取り込み、みるみる勢力を拡大していきました。彼ら指導者は、疑いなく狡猾で残虐非道なテロリストでした。しかし、戦闘員たちはどうでしょうか。彼らは人間として本質的に欧米先進諸国の若者と変わるところなく生まれてきました。大きく異なる点は、イスラム国に共感して戦闘員を志した若者の多くが、幼い頃から貧困にあえぎ、満足な教育を受けていないことです。彼らは、まともな教育を受けられなかったため、未熟な人間のまま成長することを余儀なくされました。そして、感受性の高い若者たちは容易に過激なイスラム思想に染められ、テロリストへと洗脳されていったのです。

イラク戦争以後、欧米先進国をはじめとする国際社会は、自らの国益を守ることだけに終始し、貧困や差別に苦しむイスラム圏の人々を顧みませんでした。フセイン政権の残党にイスラム国というがん化を許した元凶は、イスラムの若者が曝されている貧困や差別というストレスであり、これを放置した国際社会です。

テロ組織に抗がん剤は効かない

イスラム国のような世界中に転移したテロ組織を退治する方法はあるのでしょうか。がん治療には抗がん剤が用いられます。確かに抗がん剤は一時的に功を奏します。しかし、抗がん剤によって原発巣は消えても、全身に転移したがん組織を根絶やしにすることはできません。抗がん剤治療に抵抗して生き抜いたがん細胞は以前にも増して悪性度を高め、反撃します。同様に、憎悪で満たされた報復の連鎖はテロ活動を一層過激にするでしょう。国際社会がなすべきことは武力攻撃という抗がん剤の投与ではありません。テロの温床を断つ最善の予防法は、国際社会が一致団結して貧困と無知に喘ぐ世界中の若者や難民を支援して、テロ国家の「体質改善」を図ることなのです。

飢えや渇きは薬では治らない

２０１９年にアフガニスタンで凶弾に倒れた医師の中村 哲氏は貧困と無知に喘ぐ人々の支援を実践した人でした。アフガニスタンは医療レベルが低く、先進国では考えられないような軽度な病気でもたくさんの命が奪われていました。

中村氏は医師としての使命感を持って現地での医療に携わっていました。しかし、病気で命を奪われる本当の原因は医療レベルの低さではなかったのです。どんなに診療に力を尽くしても、栄養失調や感染症によって亡くなる住民の数が一向に減らない悲惨な状況を目の当たりにし、「飢えや渇きは薬では治らない」と中村氏は医師としての限界を痛感しました。

中村氏は「貧困が病気を引き起こし、教育の機会を奪い、働き場所をなくした難民が増え、さらに貧困が加速される」という悪循環を断たなければ、病気で苦しむ人々やテロ組織などに加わる若者を減らすことはできないと考えたのです。

中村氏は「人々を病気や暴力から解放するのは経済的な自立である」という信念の下、現地の人々のために灌漑用水を引き、農耕を定着させました。中村氏は志半ばで旅立ちましたが、人間社会にテロ撲滅への道筋を示した功績は偉大であり、その意志は必ずや多くの人々によって引き継がれるものと信じています。

銃ではなくペンを与えよ

２０１４年にノーベル平和賞を受賞したパキスタンの女性人権運動家マララ・ユスフザイさんは、２０１２年10月９日、通っていた中学校から帰宅するためスクールバスに乗っていたところを複数のイスラム過激派グループの男から銃撃を受け、一緒にいた２人の女子生徒と共に瀕死の重傷を負いました。マララ・ユスフザイさんはこの時の教訓を胸に、全世界の為政者たちに対して以下のように呼びかけました。

“One child, one teacher, one pen and one book can change the world. Education is the only solution. Education first. Giving guns is so easy but giving books is so hard.”

（一人の子供が、一人の教師が、一本のペンが、そして一冊の本が世界を変える。教育が唯一の解決法なのだ。教育を優先してほしい。若者に銃を与えるのはたやすい、しかし本を与えるのはどれほど困難なことか）

テロリストの武装を解除するのは冷徹な武力ではなく、温かい支援です。どんな人間にでも成長できる可能性を持った素朴で未熟な若者たちに対する教育こそが、イスラム過激派のようなテロ組織の拡大を防ぐ最善の予防法ではないかと思います。

人間の安全保障

「人間の安全保障（Human Security）」とは「すべての人々が、自由に、かつ尊厳を持って、貧困と絶望から解き放たれて生きる権利」を保障すべきであるという人間中心の安全保障の考え方です。

グローバル化した社会においては、国家間の政治対立に基づいた武力に対する脅威よりも、貧困や健康、環境問題といった人々の生活に根ざした脅威の方に重点を置くべきであるとする考えが広まりつつあります。

国家安全保障は敵対的な国の存在を前提にし、それらの仮想敵国から国境や制度、文化、価値観、国民の安全などを守ることに重点を置いています。国家の安全が守られれば、政府の庇護のもと間接的に国民の安全も守られるというトップダウン的な安全保障です。これに対して人間の安全保障は、さまざまな脅威に晒されている人々を直接保護し、脅威を排除することにより、ボトムアップ的に社会の安全を図ることを目的にしています。

さまざまな脅威とは何を指すのでしょうか。人、モノ、金、情報が国境を越えて移動するグローバル社会においては、テロや紛争、貧困のみでなく、感染症や環境汚染なども国家の枠組みを超えた規模で発生します。人間の安全保障では、テロや紛争を国家の存立を脅かすものとしてではなく、人々の安全に対する脅威として扱います。紛争によって深刻化する難民問題などは、安全が奪われた結果として発生する事象であり、難民を保護すると同時に、紛争の原因を取り除いて平和構築の可能性を追求します。そういった人間の安全保障を遂行する上で中心的な役割を担うのが世界政府です。

グローバル社会に求めるがん治療戦略

私たちの祖先はがん細胞でした。私たちは、誰もががんの遺伝子を持って生まれてきます。どんなに医学が進歩しても、人類がこの宇宙に存在する限り、がんとの闘いに終わりはありません。

必然的にがんの素因を包含して活動している人間社会にとっても、戦争、紛争やテロのない世界を築くことは永遠のテーマです。その悲願に一歩でも近づくためには、すべての国家が不戦の憲法を備え付け、個人の尊厳や自由、平等といった普遍的価値観を守るためにさらなる民主化を進める必要があります。それと同時に、がん化した集団を外交努力で矯正し、良性転化しない場合にはそれを速やかに排除するため、国家の枠組みを超えた国際的な安全保障体制を構築することが求められます。

さらに重要なことは、国際社会が協力して戦争やテロの温床となるような貧困や差別をなくす努力を惜しまないことです。人類は肌の色、宗教、文化や政治的信条を越えて結束する国際社会を作り出す努力をしなければなりません。経済先進国には困窮する国々の子供たちに教育の機会を与え、生活や労働に必要なインフラ整備に協力し、自然災害からの復旧や防疫に力を注ぐリーダーシップが求められます。母国に居場所を失った難民や移民を受け入れ、一緒になってコミュニティを発展させていく取り組みも必要です。

人類の繁栄と幸福は戦争、紛争やテロといった人間社会に発生したがんを制御できるか否かにかかっています。人間ががん遺伝子を未来永劫引き継ぐ宿命にある限り、人間社会はがんと闘い続けなければなりません。人ががん細胞の殻を破って人間同士の絆を結ぶことができるのは、がん遺伝子に上書きされた英知と博愛を獲得したからです。人間社会という大河が英知と博愛に突き動かされて未来へと流れる限り、人類には洋々とした前途が待ち受けていると信じています。

あとがき

本書では「人はなぜがんになるのか」という命題に対して、生命の根幹を見直すことで答えを探し出そうと試みました。私たち人間は、無限に生まれる宇宙の中で奇跡的に生命を育むことのできる宇宙に存在し、ほんの短い間だけ生きることを許されています。無から生じ、無に帰す運命にある宇宙において、すべての物質は変化します。この宇宙で姿、形が変わらない物質として創造されたのが生物です。生物は姿、形を維持するために自らの設計図を遺伝子として残し、後世に伝えています。

宇宙から生きることを託された生物は、必然的にできるだけ多くの遺伝子を残したいという欲望を持って生まれてきます。自らの遺伝子を拡散するために無秩序に増え続けるがん細胞こそが生命の本来の姿であり、自然な姿です。がんは不老不死という生物が普遍的に持っている欲望が具現化された病気に過ぎません。

私たちの祖先の細胞は無限に増える力は宿していても、環境変化に弱く、他の細胞との闘いに敗れるなどして寿命は限られていました。生物は、安定的に子孫を残すために細胞同士が協力することを求められました。地球上で人類をはじめとした動物が繁栄しているのは、生物が多細胞化することに成功したからです。

多細胞生物にとって最大の脅威はがんです。多細胞化した動物は、細胞が無秩序に増殖しないよう監視する遺伝子を次々と獲得しました。細胞内に暮らすミトコンドリアにはがん化する細胞を自死に追い込む権利を与えました。また、多細胞化した動物はがん化した細胞を排除する免疫システムも整備しました。私たちの祖先の細胞は10億年以上もの歳月をかけ、がん化制御装置を備え付けつつ進化してきたのです。

人類の課題は、病気としてのがんの制圧だけではありません。本書では、「人間社会はなぜがんになるのか」という疑問に医学、生物学の観点から挑戦しました。細胞の考えることは脳を介して人間に伝わります。細胞の集団が人間であり、人間の集団が国家です。人間の欲望には限りがないように国家の野望にも果てがありません。そのような人間が構成する社会の歴史はたかだか1万年です。その未熟な人間社会が食い扶持を求めて悲惨な戦争を繰り返していることは驚くにあたりません。

人間社会を細胞の集団、人間という生物の集団という視点で眺めた時、社会のがん化を予防し、治療するための方策が見えてきます。人間社会は生命進化の歴史と同様に、がんという悪性の形質を封じ込め、進化しようとしています。

生命進化はがんを防ぎ、外敵から身を守る細胞内の民主化と免疫システム構築の歴史でした。国家のがん化を防ぐ防御機構が「民主主義」であり、がん国家やテロ組織からの理不尽な攻撃に対抗するのが「防衛システム」です。民主主義制度と防衛システムの両輪が正しく機能してこそ、人間社会はがんの脅威を遠ざけることができるのです。

しかし、人間社会をがんから守る防御機能は不滅ではなく、完全無比でもありません。民主主義はその国に暮らす人々が常に磨かなければ輝きを失い、色あせます。自衛のための抑止力と称する軍備も拡大を続ければ、やがて均衡が崩れて戦争に発展します。国家のがん化を防ぐには、民主主義や軍事力が正しく行使されているかを監視する国民の不断の努力が必要です。

人間社会のがん化はテロの形でも発症します。テロを撲滅するのは武器援助ではありません。テロの温床は貧困と無知です。銃をペンや本に代え、戦車をトラクターや灌漑施設に代える支援こそがテロの温床をなくす最善の道であることをアフガニスタンで凶弾に倒れた中村 哲医師は世界に示しました。

地球上で繁栄するすべての生物は、進化のリーダーとして利他的に行動しています。利他的遺伝子が発動する利他的、犠牲的な行動が結果的に利己的な遺伝子を保護して、種の保存を約束しているからです。私たち人間には利他的遺伝子の上に教育や学習によって後天的に獲得した「英知」や「博愛」という利他的な精神、すなわち良心が刻まれています。過ちを犯しても、それを反省して改めるのが人間の良心です。

戦争やテロの惨禍を繰り返さないため、今の社会に求められているのは、人間の精神に宿っている良心を引き出すことではないでしょうか。これまで地球上に存在したどの動物や、人類よりも、他者に共感し、痛みを分かち合うコミュニケーション能力に優れた私たちホモ・サピエンスにはそれができると信じています。

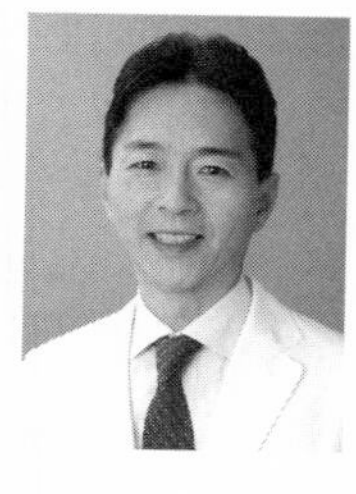

大谷　肇（おおたに　はじめ）

生年月日　昭和 29 年 11 月 11 日
出身地　兵庫県神戸市
昭和 54 年 3 月　関西医科大学卒業
昭和 54 年 4 月　関西医科大学胸部外科学講座・研究員
昭和 55 年 4 月　関西医科大学大学院入学（心臓血管外科学専攻）
昭和 59 年 4 月　関西医科大学大学院修了
昭和 59 年 5 月　米国 Connecticut 大学外科研究員
昭和 62 年12月　関西医科大学胸部外科学講座・助手
平成 5 年 3 月　〃　・講師
平成 15 年 4 月　〃　胸部心臓血管外科学講座・助教授
平成 16 年 7 月　米国 Connecticut　大学・客員教授（兼務）
平成 18 年 1 月　関西医科大学内科学第二講座・助教授
平成 19 年 4 月　関西医科大学内科学第二講座・准教授
平成 19 年 4 月　〃　附属滝井病院・病院教授（兼務）
平成 26 年 9 月　香里ヶ丘大谷ハートクリニック院長　現在に至る

人はなぜがんになるのか

2020 年 10 月 14 日　第 1 刷発行

著　者　大谷　肇
発行人　大杉　剛
発行所　株式会社 風詠社
〒 553-0001　大阪市福島区海老江 5-2-2
大拓ビル 5 - 7 階
Tel 06（6136）8657　https://fueisha.com/
発売元　株式会社 星雲社
（共同出版社・流通責任出版社）
〒 112-0005　東京都文京区水道 1-3-30
Tel 03（3868）3275
装幀　2 DAY
印刷・製本　シナノ印刷株式会社

ISBN978-4-434-28050-4 C0036